Hans Urach

GENERATING ENERGY

Burnout-Prophylaxe und -Therapie
durch Shaolin-Qi Gong

disserta
Verlag

Urach, Hans: GENERATING ENERGY: Burnout-Prophylaxe und -Therapie durch Shaolin-Qi Gong. Hamburg, disserta Verlag, 2014

Buch-ISBN: 978-3-95425-624-2
PDF-eBook-ISBN: 978-3-95425-625-9
Druck/Herstellung: disserta Verlag, Hamburg, 2014
Covermotiv: © laurine45 – Fotolia.com

Bibliografische Information der Deutschen Nationalbibliothek:
Die Deutsche Nationalbibliothek verzeichnet diese Publikation in der Deutschen Nationalbibliografie; detaillierte bibliografische Daten sind im Internet über http://dnb.d-nb.de abrufbar.

© disserta Verlag, Imprint der Diplomica Verlag GmbH
Hermannstal 119k, 22119 Hamburg
http://www.disserta-verlag.de, Hamburg 2014
Printed in Germany

Vorwort

In diesem Buch soll einerseits ein bestimmtes Krankheitsmodell, welches unter dem Namen „Burnout" seit den achtziger Jahren des 20. Jahrhunderts vor allem in hoch entwickelten westlichen Ländern eine zunehmend dynamische Verbreitung erlebt, in ausreichend differenzierter Weise vorgestellt werden. Andererseits soll ein Einblick in ein bestimmtes, im Hinblick auf Vermeidung bzw. Heilung von „Burnout" Erfolg versprechendes Energiegenerierungs- und -pflegesystem aus dem Bereich der Traditionellen Chinesischen Medizin gegeben werden, nämlich in „Qi Gong", im vorliegenden Fall in jene Variante, welche von den Mönchen des Shaolin-Klosters in China tradiert und als „Shaolin-Qi Gong" bekannt wurde.

Für die Idee, dass unter Umständen mittels Shaolin-Qi Gong gegen Burnout vorgebeugt oder es sogar therapiert werden kann, danke ich dem Leiter der Diplomausbildung zum/zur Shaolin-Qi Gong-Lehrer/-in und Vorstandsvorsitzenden von Shaolin Österreich, DI Robert Egger. Ob und wie jemand mit Shaolin-Qi Gong Kraft und Energie tanken kann, um dadurch für die Belastungen des ganz gewöhnlichen Lebensalltags so gewappnet zu sein, dass es nicht zum Ausbrennen der Arbeits-, Liebes- und Lebenslust kommt, und ob und wie sich jemand, der sich schon im abwärts gerichteten Sog des Ausbrennens befindet, aus diesem mittels Shaolin-Qi Gong befreien kann, schien mir eine durchaus sehr reizvolle Thematik zu sein.

Danken möchte ich auch allen meinen Kolleginnen und Kollegen vom ersten Ausbildungskurs zum/zur Shaolin-Qi Gong-Lehrer/-in in Wien, der im Jahr 2006 in der Vitalakademie stattfand, für die anregenden und bereichernden Kontakte.

Besonders möchte ich mich aber auch bei meiner lieben Frau bedanken, die einerseits das Manuskript zu diesem Buch mit kritischem Blick durchsah und mir viele Verbesserungshinweise lieferte und andererseits viel Verständnis für ein vorübergehend doch ein wenig eingeschränktes Privatleben hatte.

Widmen möchte ich das Buch all jenen Menschen, die in Würde leben und nicht ausbrennen wollen, auf dass die Flamme ihrer Lebensbegeisterung bis zum natürlichen Erlöschen erhalten bleibe: „KEEP BURNING!"

Hadersdorf am Kamp 2014   Hans Urach

Inhaltsverzeichnis

Einleitung

„Wer je ein ausgebranntes Gebäude gesehen hat, der weiß, wie verheerend so etwas aussieht. Ein Bauwerk, eben noch von pulsierendem Leben erfüllt, ist nun verwüstet. Wo früher Geschäftstätigkeit herrschte, finden sich jetzt nur noch verkohlte Überreste von Kraft und Leben. Ein paar Ziegel und Zementbrocken mögen stehen geblieben sein, ein paar leere Fensterrahmen. Vielleicht ist sogar die äußere Hülle des Gebäudes noch erhalten. Wer sich jedoch hineinwagt in die Ruine, wird erschüttert vor dem Werk der Vernichtung stehen." (Freudenberger, 1980, S. 13).

Mit diesem Vergleich verweist Herbert Freudenberger auf einen bestimmten Zustand von Menschen, welcher im Jahr 1974 den Namen „Burnout" erhielt.

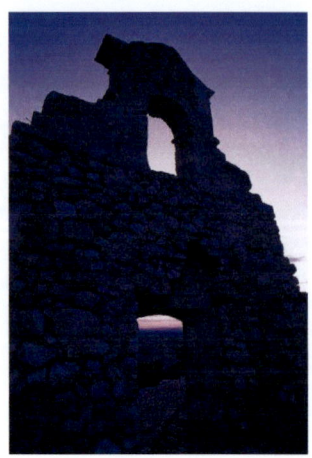

Abb. 1:
Ausgebrannt

Richard Bolles meinte einst:

„Burnout ist wie Pornographie – ich bin nicht sicher, ob ich es definieren kann, aber wenn ich es sehe, weiß ich, was es ist" (Forney et al., 1982, S. 436, zit. in Burisch, 2006, S. 15).

In der Tageszeitung DER STANDARD vom Samstag, dem 1. Juli 2006 findet man in der Beilage ALBUM ein ganzes Dossier zum Thema Burnout. Einleitend wird dazu bemerkt:

„Aufmerksamkeit bekommt das Phänomen immer dann, wenn Prominente betroffen sind. Aber vom ‚Zustand totaler Erschöpfung' sind längst nicht mehr nur Spitzenmanager und Profisportler betroffen. Gesichertes Datenmaterial ist noch immer rar." (DER STANDARD, 01.07.2006, S. A1)

Und Stefan Löffler meint in der Folge unter dem Titel „Verlorene Seelen":

„Burnout ist ein Krankheitsmodell, in dem sich immer mehr wieder finden, ein umstrittenes Forschungsfeld und ein Wachstumsmarkt." (DER STANDARD, 01.07.2006, S. A1)

Am 24. April 2007 erscheint auf Seite 1 der Tageszeitung KURIER unter der Headline „Überlastet – 70 Prozent der Ärzte fühlen sich ausgebrannt" folgende Feststellung:

„Jene, die heilen sollten, steuern selbst auf den Zusammenbruch zu. Eine Umfrage unter 1300 Ärzten in Niederösterreich kam zu dem alarmierenden Ergebnis, dass 70 Prozent der Mediziner auf dem besten Weg sind, am Burn-out-Syndrom zu erkranken. Die Befragten fühlen sich ausgebrannt. Experten beklagen die Arbeitsbelastung der Mediziner." (KURIER, 24.04.2007, S. 1)

Der Arzt und Unternehmensberater Jörg-Peter Schröder schildert die Burnout-Geschichte eines seiner Klienten folgendermaßen:

„… [Er] wollte schon seit er sich erinnern konnte gern Arzt werden. Er half bereits als Kind kleinen Tieren, hatte ein ausgeprägtes Mitleidsgefühl und setzte sich für Schwächere ein. Mit absolutem Enthusiasmus absolvierte er sein Medizinstudium und arbeitete mehr als engagiert auf der Inneren Station eines Kreis-krankenhauses in Norddeutschland.

Er versuchte sich für die Patienten einzusetzen und sie nicht nur mit drei Minuten während der täglichen Visite abzuspeisen. Seinem glühenden Enthusiasmus folgend setzte er sich speziell für chronisch Erkrankte und Tumorkranke ein, arbeitete ehrenamtlich in einer Diabetes-Selbsthilfegruppe und setzte all seine Energie für seine Patienten, das Verdrängen der seelischen Belastungen und für die Strapazen des Krankenhaus-Stations-Alltags ein.

Seine damalige Freundin hatte anfangs noch Verständnis dafür, dass er auch am Wochenende im Krankenhaus Visite machte und bis spät abends die Entlassungs- und Verlegungsbriefe seiner Patienten schrieb. Die spätere Arbeit auf einer Tumorstation ging ihm sehr nahe. Permanent musste er mitleiden, wenn ein Mensch das Ringen mit dem Überleben verloren hatte. Von seinen älteren Kollegen erfuhr er sehr viel Zynismus. Seine Vorgesetzten wiesen ihn permanent auf notwendige organisatorische Arbeiten hin, die ihn jedoch davon abhielten, für seine Patienten da sein zu können.

Permanent nörgelnde Patienten brachten ihn ins Grübeln. Seine Freundin hatte sich inzwischen von ihm getrennt. Die acht Nachtdienste im Monat und die häufigen Wochenend-Dienste gingen nicht spurlos an ihm vorbei.

Obwohl er die immer häufigeren Nasennebenhöhleninfektionen und seine Magenschmerzen schulmedizinisch behandelte, ignorierte er diese Warnsignale seines Körpers, die ihn auf seine Erschöpfung und (die Notwendigkeit) zur Änderung seines Verhaltens hinweisen wollten.

Nach außen erhielt er die Fassade des immer strahlenden und gut gelaunten Doktors aufrecht, der immer erreichbar für seine Patienten ist. Doch ihm fiel es von Tag zu Tag schwerer, in der Klinik zu arbeiten. Die Bedingungen machten ihm keinen Spaß mehr." (Schröder, 2006, S. 10f.)

Aber nicht nur im medizinischen Bereich gibt es drastische Burnout-Geschichten, wie das folgende Beispiel eines 41-jährigen Managers verdeutlichen soll:

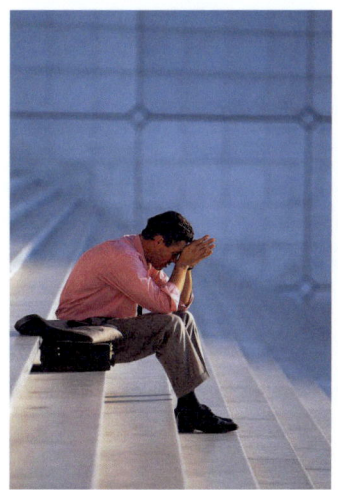

Abb. 2:
Ausgebrannt

„… [Er] war als sehr ehrgeiziger Manager in einem internationalen Beratungsunternehmen seit drei Jahren als äußerst erfolgreicher Partner tätig. Dort arbeitete er normalerweise 12–14 Stunden täglich.

Durch die extreme Arbeitsbelastung wurde er immer ungeduldiger und zynischer, wenn Dinge nicht sofort klappten. Zudem distanzierte er sich emotional immer weiter von seinen Kollegen (und sich selbst). Auch kam es zu Schuldzuweisungen: ‚Wegen der faulen Mitarbeiter muss ich jetzt noch arbeiten'.

Er spürte, dass seine Energie nachließ, und er bekam Angst. Trotz eines Kollapses bei einer Pressekonferenz strengte er sich noch mehr an, um seine Arbeit bestmöglich zu bewältigen – bis es irgendwann nicht mehr ging.

Völlig ausgelaugt hing er dann im Sommer in seiner Hollywood-Schaukel und schaute seinen Kindern beim Spielen im Garten zu. Er wünschte sich nur ein wenig dieser sprühenden Lebens-energie. Für ihn war selbst der Gedanke zu anstrengend, dass er sich aufraffen müsste, um zur Toilette zu gehen. Jede Tätigkeit war ihm zu viel, egal ob es das Einkaufen oder das Beantworten eines Anrufs von der Schwiegermutter war oder nur das Abräumen des Geschirrs vom Frühstückstisch. Er hatte einfach keine Kraft, Energie und Lust mehr." (Schröder, 2006, S. 19)

Wir haben zwei von unzähligen Burnout-Geschichten vor uns liegen und fragen uns nun, wie denn wohl diesen armen Menschen geholfen werden kann.

Der schon ziemlich ausgebrannte Arzt hatte Glück:

„... [Er] lernte ... eine neue Freundin kennen, die ihm als Yoga-Lehrerin eine andere Art des Hinschauens auf das eigene Leben ermöglichte. Nach guten Gesprächen mit einem Coach konnte er seine eigene Einstellung besser einschätzen und seine eigenen Verhaltensmuster verstehen und dadurch den Prozess des Ausbrennens stoppen. Heute hat ... [er] wieder Spaß an seiner Arbeit und kann gelassen mit Ansprüchen und mit sich selbst umgehen. Weil es für ihn einen guten Ausgleich zu seiner Arbeit gibt, braucht er sich nicht mehr länger primär über seine Arbeit zu definieren." (Schröder, 2006, S. 11)

Und der ziemlich daniederliegende Manager fand auch einen Weg:

„Nach einer Auszeit von sechs Wochen und einer intensiven professionellen Begleitung konnte er seine Energieressourcen neu aufbauen und einen Neuanfang starten. Nach einer Inventur seines bisherigen Lebens und einer Neuorientierung an seinen eigenen Visionen und Werten und der Nutzung seiner Potenziale konnte er sich von überzogenen Leistungsidealen verabschieden. Sein bis zur Selbstaufopferung zelebriertes Feuer-und-Flamme-Engagement ist einer realistischen Arbeitsauffassung gewichen. Täglich achtet er auf seinen Körper und sorgt durch autogenes Training und Qigong für Entspannung. Inzwischen macht er nur noch sehr selten Überstunden und hat mehr Zeit für seine Familie, seine Hobbys und sich selbst. Seine Kollegen und Mitarbeiter erleben ihn als viel ausgeglichener und lebensfroher." (Schröder, 2006, S. 19f.)

Unseres Erachtens ist „Burnout" ein typisches Phänomen westlicher Kultur, westlicher Lebens- und westlicher Forschungsweise. Es ist nicht zufällig, dass der „»Gründungsvater« der Burnoutforschung" (Burisch, 2006, S. 51), Herbert Freudenberger, ein amerikanischer Psychoanalytiker deutscher Abstammung war, der einen bestimmten selbst erlebten Leidens- weg in seiner Sprache beschrieb und einen bestimmten Leidenszustand als „Burnout" be- zeichnete. Daraus wurde ein noch immer nicht unumstrittenes Krankheitsmodell, welches aber heute trotz seiner offensichtlichen Mehrdeutigkeit in stark zunehmendem Maße Anerkennung findet.

In den beiden Burnout-Geschichten scheint der zentrale Begriff, wenn auch im ersten Fall unausgesprochen, „Energie" bzw „Lebensenergie" zu sein. Sie kann durch eine bestimmte Lebensweise stark verringert werden, was mit einer drastischen Beeinträchtigung der Lebensqualität einhergeht. Ihr Schwinden kann aber, wie die Verläufe der beiden Geschichten zeigen, durch eine Umstellung der Einstellung und des verzehrenden Lebenswandels gestoppt, ja sogar in günstigen Fällen zu einer Ansammlung neuer Lebensenergie umgekehrt werden.

Typisch westlich ist aber in diesen Schilderungen die Einschätzung des indischen Yoga oder des chinesischen Qi Gong, nämlich vorrangig als Mittel zum Zwecke der Bewältigung von Problemen. Die Freundin, welche dem Arzt als Yoga-Lehrerin eine andere Art des Hinschauens auf das eigene Leben ermöglichte, machte dies möglicherweise nicht vorrangig, weil Yoga eben als Yoga so und nicht anders ist, sondern weil sie ihrem Freund bei der Bewältigung seiner Probleme helfen wollte. Ein legitimes und hehres Ziel, welches aber in seinem Kern nicht mehr Yoga ist. Bei der Schilderung von Qi Gong als achtsames

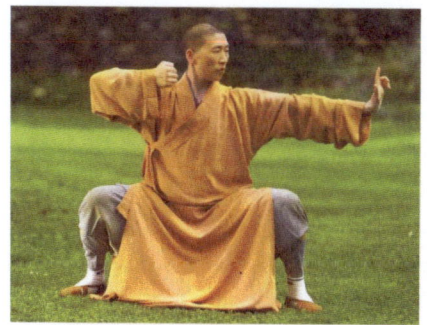

Abb. 3:
Abt Shi Yong Chuan beim Training
der 2. Bewegung des Ba duan jin
(Aus: Egger et al., 2006, S. 85)

Entspannungsverfahren wird einerseits völlig übersehen, dass es beim Praktizieren von Qi Gong zu einem harmonischen Wechsel von Entspannung und Spannung kommt und die Achtsamkeit mit der Zeit in eine mentale Äquidistanzierung übergeht. Und so wie beim indischen Yoga geht es auch beim chinesischen Qi Gong vorrangig eben nur um das Praktizieren von Qi Gong ohne weitere Hintergedanken. Dass damit Energie aufgenommen und abgegeben, umgewandelt, in Fluss gebracht und verteilt werden kann, ist zwar gut für uns, zerstört sich aber im Kern selbst, wenn es instrumentalistisch einem rein äußerlichen Zweck dienen soll.

Aus diesen Überlegungen heraus ergibt sich nun die Gliederung des vorliegenden Buches: Im 1. großen Kapitel geht es um die Klärung, was denn mit „Burnout" überhaupt gemeint sein kann, wie dieses erfasst werden kann, wie es entstehen und fortschreiten kann und welcher Krankheitswert ihm beigemessen werden kann. Im 2. großen Kapitel geht es um „Qi Gong" bzw. „Shaolin-Qi Gong", was es ist, worin es wurzelt, wie es entstand, welche Arten es gibt, wie es zu einem medizinisch wirksamen Programm gestaltet werden kann und worin die medizinische Wirkung liegt. Im 3. großen Kapitel wird dann versucht, auszuloten, wie und wodurch Shaolin-Qi Gong auf Burnout stoppend, bessernd, im Idealfall ausheilend und, wenn das Problem noch nicht aufgetreten ist, vorbeugend wirken kann. Zum Abschluss

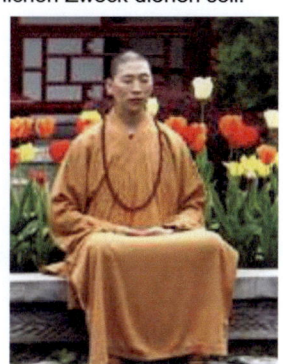

Abb. 4:
Abt Shi Yong Chuan
in sich ruhend
(Aus:
www.shaolinoesterreich.at/
index.php?id=51)

wird das Wichtigste in zusammenfassenden Bemerkungen kurz und prägnant hervorgehoben.

1. Was ist „Burnout"?

1. 1 Zur Logik der Burnout-Forschung – Entdeckung und Begründung

1.1.1 Trennung zwischen Entdeckungs- und Begründungszusammenhang

Reichenbach („Experience and Prediction", 1938) hat aus wissenschaftsphilosophischer Sicht

> „eine Unterscheidung zwischen einem **Entdeckungszusammenhang (context of discovery)** und einem **Rechtfertigungszusammenhang (context of justification)** von Theorien vorgeschlagen.
>
> Nach ... [seiner] Auffassung ... bedarf die Rekonstruktion der Entdeckung von Theorien anderer Kriterien als die Begründung von Theorien. Da die tatsächlichen kognitiven Vorgänge, die zur Formulierung einer Theorie geführt haben, unbestimmt und schwankend seien, sich nicht an eine logische Abfolge halten, oftmals viele Schritte der Argumentation überspringen (vgl. Reichenbach, 1983) können sie nicht ‚rational rekonstruiert werden', sind von daher nicht Gegenstand der Erkenntnistheorie, sondern der Psychologie." (Rook, 1998, S. 11)

Und auch Popper („Logik der Forschung", 1935) „tritt ... in den Wissenschaften für eine strikte Unterscheidung zwischen dem Entstehungskontext (dem Zustandekommen von Einfällen) und dem Begründungskontext (den Methoden der Überprüfung dieser Einfälle) ein" (Rook, 1998, S. 11):

> „Die erste Hälfte dieser Tätigkeit, das Aufstellen der Theorien, scheint uns einer logischen Analyse weder fähig noch bedürftig zu sein: An der Frage, wie es vor sich geht, dass jemandem etwas Neues einfällt – sei es nun ein musikalisches Thema, ein dramatischer Konflikt oder eine wissenschaftliche Theorie –, hat wohl die empirische Psychologie Interesse, nicht aber die Erkenntnislogik. Diese interessiert sich nicht für **Tatsachenfragen** (Kant: ‚quid facti'), sondern nur für **Geltungsfragen** (‚quid juris') – das heißt für Fragen von der Art: ob und wie ein Satz begründet werden kann; ob er nachprüfbar ist; ob er von gewissen anderen Sätzen logisch abhängt oder mit ihnen in Widerspruch steht usw." (Popper, 1984, S. 6)

Umgelegt auf das hier im Titel dieses Kapitels in Frage stehende „Burnout"-Phänomen hieße das, dass es bei der Tätigkeit psychologischer Forschung sowohl um das Entdecken und Erkennen bestimmter psychologischer Tatsachen, welche in der Folge als „Burnout" oder „Burnout-Syndrom" bezeichnet werden, als auch um die begründete Fundierung des so Entdeckten und Erkannten geht. Die bei Reichenbach vorgeschlagene Unterscheidung von Entdeckungs- und Rechtfertigungszusammenhang („context of discovery" und „context of justification") bedeutet unserer Ansicht nach absolut nicht, dass jetzt systematisch in zwei einander konkurrierenden Forschungsparadigmen Ergebnisse zum Burnout-Thema geliefert werden sollen, sondern dass jede Art von Forschung aus sich heraus immer schon in einem Entdeckungs- *u n d* Rechtfertigungszusammenhang steht.

Die Beschäftigung mit nur einem der beiden Zusammenhänge hieße, sich eben mit nur einem Teilaspekt des Forschens zu befassen. Dies dürfte ja auch Popper im Auge gehabt haben, wenn er meint, dass die erste Hälfte der (forschenden) Tätigkeit das Aufstellen der Theorien sei. Dass der Vorgang des Entdeckens von Neuem für die „empirische Psychologie", nicht aber für die „Erkenntnislogik" von Interesse sei, da jene sich für *„Tatsachenfragen"* (Was ist gegeben? Was existiert? ...), diese aber nur für *„Geltungsfragen"* (Was wird wie behauptet? Ist das Behauptete nachprüfbar? Von welchen Aussagen hängt die Behauptung logisch ab? Zu welchen steht sie in Widerspruch? ...) interessiere, können wir nur in der eingeschränkten Perspektive eines kritisch analysierenden (zerteilend unterscheidenden) Rationalismus nachvollziehen.

1.1.2 Kritik an der Auffassung von strikter Trennung zwischen Entdeckungs- und Begründungszusammenhang

Unschwer erkennt man die Frage, wie es denn mit der „Erkenntnislogik" (Begriffsbildung, Urteilsbildung, Bildung von Schlussfolgerungen) der „empirischen Psychologie" wohl stehen mag. Es ist ja kaum anzunehmen, dass die Forschungsmethoden der „empirischen Psychologie" keiner „Erkenntnislogik" folgten, denn wenn dem so wäre, könnte man annehmen, dass Forschung in diesem Bereich ein ziemlich willkürlicher, auf Zufall und irrationaler Macht beruhender Prozess sei (welcher dann ja mehr zu Konfusion als zur Klärung beitragen würde).

1.1.3 Entdeckung *und* Begründung

Wir behaupten, dass es kein Forschungsganzes gibt, welches lediglich in einem der beiden Zusammenhänge bestünde.

Zunächst möchten wir feststellen, dass Entdecken immer mit Erkennen einhergeht, denn in diesem zeigt sich jenes, was vorher eben, gleichsam unter einer Decke, im Verborgenen lag. Dieses Erkennen mag zwar mehr oder weniger differenziert und von verschiedenen Perspektiven aus erfolgen, aber es geht unmittelbar mit Entdecken einher.

Dann möchten wir betonen, dass Entdecktes in seinem Erkennen immer schon auch in einem Begründungsanspruch steht, mag dieser in der Folge mehr oder weniger reflektiert werden oder unreflektiert bleiben. Der Prozess des Entdeckens und Erkennens hängt ja weder sprachlogisch, noch geschichtlich, sozial und kulturell im „leeren Raum". Und die Frage, was denn überhaupt und nach welchen Kriterien etwas als entdeckt bzw. erkannt gelten kann, lässt sich vom Entdecken und Erkennen gar nicht lösen, will man nicht wissenschaftlich gleichsam „blind" herumtappen.

1.1.4 Produktperspektive – Prozedurperspektive – Prozessperspektive

Das wissenschaftlich Entdeckte und Erkannte ist das Ergebnis (Produkt) eines bestimmten konkreten menschlichen Handelns (Prozess), welches sich in bestimmter sozialer und kultureller Tradition und Organisation mehr oder weniger planvoll, systematisch und methodisch vollzieht (Prozeduraspekt). Keine der drei Perspektiven kann für sich alleine wissenschaftliche Forschung konstituieren (s. Abb. 5). Dies muss deshalb hervorgehoben werden, da für das Definieren und Abgrenzen von „Burnout" maßgebliche (und für das nachfolgende Kapitel als Vorbild dienende) Burnout-Forscher und -Forscherinnen, wie z. B. Matthias Burisch und Marion Rook, offensichtlich glauben, Entdeckungs- und Begründungs-zusammenhänge und Prozess-, Prozedur- und Produktperspektive in getrennten Burnout-Forschungsparadigmen miteinander in Konkurrenz treten lassen zu müssen (vgl. Burisch 2006 und Rook 1998). Bei allem Respekt vor den etablierten Autoren/-innen wollen wir hier das (mehr oder weniger willkürlich) Auseinandergeführte eher wieder zusammengeführt sehen.

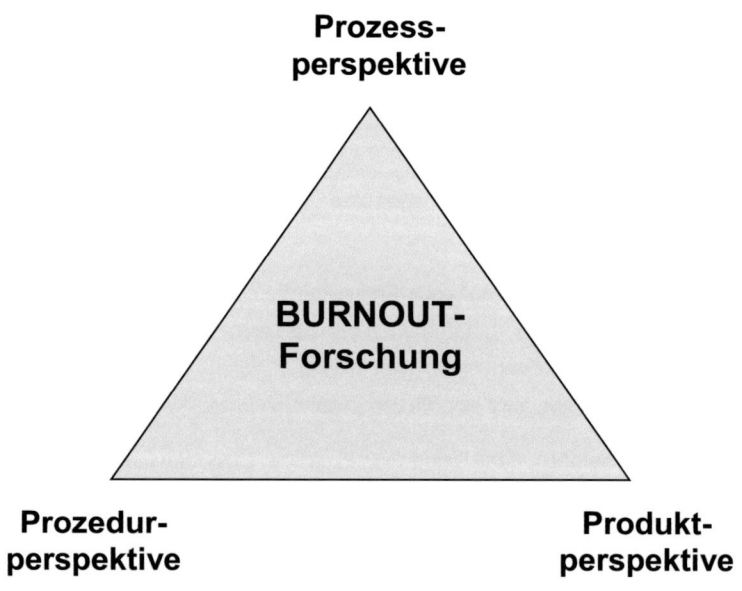

Abb. 5: Perspektiven der Burnout-Forschung

1. 2 Probleme beim Definieren und Abgrenzen

1.2.1 Der Begriff „Burnout" ist vieldeutig und vage

Die Klärung der Frage „Was ist ›Burnout‹?" ist Voraussetzung für die Klärung der Fragen „Wer leidet an Burnout?, „Wie entsteht Burnout?", „Wie kann man Burnout vermeiden?" und „Wie kann man Burnout wieder los werden?" Wenn wir uns nun in die bereits sehr umfassende Burnout-Literatur vertiefen, gelangen wir rasch zu dem Ergebnis, dass eine allgemein verbindliche und eindeutige Festlegung des Burnout-Begriffs praktisch nicht gelingen kann. Rook stellte in diesem Zusammenhang fest:

> „Der Begriff ‚Burnout' ändert seine Bedeutung, je nachdem in welchem der vielen vertretenen theoretischen Kontexte er integriert ist. Auch ist eine fehlende Genauigkeit (Vagheit) hinsichtlich der Bedeutungszuschreibungen innerhalb verschiedener Theoriezusammenhänge zu beklagen.
>
> In Folge dieser begrifflichen Unklarheiten ist auch eine klare Abgrenzung zu den gleichermaßen vieldeutig auftretenden Nachbarkonzepten ‚Stress', ‚Arbeitsunzufriedenheit', ‚Depression' oder ‚Bewältigung' nicht leistbar. Die Bedeutungsvielfalt und -vagheit sorgt für eine gewisse begriffliche Verwirrung und steht dem methodologisch angestrebten Ziel einer größtmöglichen intersubjektiven Verständlichkeit der wissenschaftlichen Rede entgegen. Wenn Menschen miteinander über ‚Burnout' sprechen oder wenn verschiedene Theorien über Burnout miteinander verglichen werden sollen, dann muss in einem ersten Schritt immer erst geklärt werden, ob die Gesprächspartner über dasselbe reden, wenn sie das Wort ‚Burnout' benutzen oder ob sich die Aussagen in den zu einem Vergleich herangezogenen Burnouttheorien überhaupt auf miteinander vergleichbare Sachverhalte beziehen." (1998, S. 99)

1.2.2 Zur alltagssprachlichen und bildhaften Bedeutung des Wortes „Burnout"

Wir wollen nun versuchen, den alltagssprachlichen und bildhaften Gehalt des Wortes Burnout zu verdeutlichen, um in der Folge für den Begriff „Burnout" einigermaßen eine Verständigungsbasis zu entwickeln.

Rook (1998) geht dabei von folgender Recherche aus: „Das Wortzeichen ‚burnout' ist zunächst aus der US-amerikanischen Umgangssprache und aus bestimmten Arbeits- und Sprachwelten in die Wissenschaftssprache übernommen worden und dann mit einem fachwissenschaftlichen Bedeutungsgehalt wieder in die amerikanische (aber auch in die deutsche) Umgangssprache eingegangen." (ebd. S. 100)

Bei Enzmann & Kleiber wird die sprachliche Bedeutung des Verbs *„to burn out"* ziemlich vielschichtig dargestellt: „Im allgemeinen Sprachgebrauch wird ‚burn out' meistens in direkter Weise verstanden, beispielsweise im Zusammenhang eines ausgebrannten Hauses, von dem nur noch die Mauern stehengeblieben sind" (1989, S. 18). Im technischen Bereich beschreibt man mit „burn out" u. a. das Durchbrennen von Sicherungen oder die Überbelichtung eines Negativs. *„To burn"* hat auch die Bedeutung des Wünschens, voller Leidenschaft oder Gefühl, begierig oder feurig zu sein, z. B. „he burns to do great things" oder sexuell erregt zu werden („better to marry than to burn'). Die Autoren fanden den Gebrauch von ‚to burn out' schon 1599 bei Shakespeare in seinem Werk „The Passionate Pilgrim" im Zusammenhang mit psychischer und körperlicher Erschöpfung. Um 1900 geht *„to burn out"* in der Bedeutung „Überarbeitung und früher Tod" ins Standardenglisch über. Weiters bezeichnet nach einem Underground Dictionary *„burned out"* 1. den Zustand einer sklerotischen, perforierten Vene und 2. das Nachlassen der gewünschten Drogenwirkung infolge chronischen Gebrauchs (vgl. Enzmann & Kleiber, 1989, S. 18; Rook, 1998, S. 100f.; Burisch, 2006, S. 6).

Durch die starke Bildhaftigkeit des Wortes „burnout" bzw. „ausgebrannt" besteht eine hohe intuitive Verständlichkeit, welche seit den 80er Jahren des 20. Jh. zu einer raschen Popularisierung und Verbreitung der Burnout-Thematik beitrug (vgl. Rook, 1998, S. 101).

> „Nach Lakoff & Johnson (1980) stammen sprachliche Bilder (Metaphern) meist aus Bereichen der Erfahrung, die eine prägnante Gestalt haben und leicht benennbar sind. Über den Einsatz von Metaphern werden Erfahrungen, Wahrnehmungen, Wissen und Handlungsdispositionen aus einem Bereich erlebter Wirklichkeit auf einen anderen übertragen, z. B. wenn es um die Erleichterung einer Einführung von neuen und abstrakten Begriffen geht.
>
> Der Burnoutbegriff bezieht sich mit seiner Bildhaftigkeit (auch in den deutschen Übersetzungsformen) vor allem auf zwei vertraute Erfahrungsbereiche in der Lebenswelt: einen technischen (im Sinne von ‚durch-brennen') und einen bezüglich des Umganges mit Feuer (im Sinne von ‚aus-brennen')." (Rook 1998, S. 101)

1.2.2.1 Burnout als „Durchbrennen" und als „Ausbrennen"

Im technischen Erfahrungsbereich beschreiben Freudenberger & Richelson (1980b) folgende Bilder: „Wenn unser Rasenmäher im Garten plötzlich unter einem Funkenregen seinen Geist aufgibt, dann wissen wir, der Motor ist durchgebrannt. Das gleiche gilt für die Glühbirne, die aufzischt und uns dann im Dunkel zurücklässt" (ebd. S. 27). Enzmann & Kleiber wiederum verstehen unter „burn out", wenn eine Sicherung durchgebrannt oder wenn ein Motor infolge restlosen Brennstoffverbrauchs zum Stillstand gekommen oder wenn eine Raketenstufe völlig ausgebrannt ist oder wenn ein Fotofilm stark überbelichtet oder wenn die Fruchtbarkeit eines Bodens völlig erschöpft wurde (1989, S. 18). Burisch weist allerdings darauf hin, dass sich einige dieser mitschwingenden Bedeutungen als nicht sehr zutreffend für das erweisen, was nach seiner Auffassung mit „Burnout" gemeint wird: „Durchbrennen können Sicherungen oder Stromleitungen, aber beides geschieht abrupt, und der Effekt ist sofortiger Stillstand, nicht die oft jahrelange Quälerei des Burnout" (2006, S. 7).

Die bildhaften Übertragungen aus dem Erfahrungsbereich Umgang mit „Feuer" muten noch dramatischer an. So meint z. B. Maslach: „Burnout. The word evokes images of a final flickering flame, of a charred and empty shell, of dying embers and cold, gray ashes" (1982a,

14

S. 3, zit. in Rook, 1998, S. 102). Nach Freudenberger „[können] auch Menschen […] ausbrennen wie Gebäude". „Der Kraftaufwand, den das Leben in unserer komplexen Welt erfordert, verzehrt – dem Feuer gleich – die inneren Reserven eines Menschen. Zurück bleibt, selbst wenn die äußere Hülle noch mehr oder weniger unversehrt erscheinen mag, eine große Leere" (Freudenberger & Richelson, 1983, S. 13).

In diesem Bild geht Freudenberger von einem Behälter-Schema aus, welches nach Lakoff & Johnson (1980) tief in uns verwurzelt ist und auf unsere Erfahrungen einer abgeschlossenen Körperganzheit zurückgreift. Wir unterscheiden demnach ein Inneres, ein Äußeres und eine Grenze bzw. einen „inneren Raum", einen „äußeren Bereich" und eben eine „Grenze" (vgl. Rook, 1998, S. 102f.).

> Das „… Wort ‚ausgebrannt' … impliziert die Vorstellung eines abgelaufenen (zerstörerischen) Veränderungsvorganges im ‚Innenbereich' des Menschen, wobei ‚der begrenzende Bereich nach außen' noch erhalten geblieben ist. Freudenberger spricht von einer ‚äußeren, mehr oder weniger unversehrten Hülle', während es innen ‚leer' ist. Die oft benutzte Charakterisierung von Burnout als einer ‚inneren Erschöpfung' geht von dem Bild aus, dass zunächst ‚ganz viel da war', ‚es im Innern voll war' und dann ‚zu viel aus dem Inneren geschöpft' wurde und zu wenig von außen ‚hinein-gekommen' oder im Innern ‚nach-entstanden/nach-gewachsen' ist." (Rook, 1998, S. 103)

Diese Vorstellung ist eine jener, die für uns im Rahmen des Ermessens von Möglichkeiten der Prophylaxe und Therapie von Burnout, so auch jener durch Shaolin-Qi Gong, eine zentrale Bedeutung spielen kann. Darauf wollen wir aber erst später genauer eingehen (s. 3. Kapitel).

1.2.2.2 „Ausbrennen" meint kein völliges „Verbrennen"

Büssing weist darauf hin, dass die Vorstellung „eines vollkommen abgebrannten, offensichtlich vollkommen zerstörten und damit nicht mehr funktionsfähigen Raumes" nicht das ausdrückt, was mit Burnout gemeint wird. Demnach ist „zu unterscheiden zwischen einem Verbrennen, mit dem der Verlust der gesamten Substanz assoziiert werden muss, und dem Ausbrennen, bei dem die Fassade in der Regel erhalten bleibt" (1992b, S. 42).

1.2.3 „Feuer" als „Energie", aber im rechten Maß – nicht zu wenig und nicht zu viel

> „In einer metaphorischen Sichtweise setzt das Feuer Energie in Form von Wärme und Licht sowohl für das Individuum als auch für Mitmenschen frei. Gleichzeitig stellt ein solches Feuer eine widersprüchliche Realität dar, es muss etwas verbrennen, um zu existieren, und es kann sowohl für das Individuum als auch für seine Umwelt zerstörend wirken, wenn es zu stark und vor allem unkontrolliert brennt." (Büssing, 1992b, S. 42)

Auch die hier angesprochene energetische Bedeutung von Feuer spielt im Hinblick auf prophylaktische und therapeutische Energiearbeit mittels Shaolin-Qi Gong eine wesentliche Rolle. Wir können ja „Qi" als Begriff für das im metaphorischen Sinn gemeinte „Feuer des

Lebens" auffassen. „Feuer" bezeichnet u. a. auch eine der fünf Wandlungsphasen in der Chinesischen Philosophie und Medizin, die dem gesundheitserhaltenden bzw. -fördernden und dem heilenden Shaolin-Qi Gong zugrunde liegen. Es wird demnach deutlich, dass über den Umgang mit „Feuer" als Symbol für eine allgemeine Umwandlungs-, Entwicklungs- und Lebensenergie westliches und östliches Denken und Handeln einander berühren.

Wie man der Sichtweise von Büssing leicht entnehmen kann, ist das richtige Maß entscheidend für menschliches Gedeihen. Dieses bezieht sich aber in der präventiven und therapeutischen Energiearbeit, wie wir sie hier in dieser Arbeit verstehen, nicht lediglich auf die Stärke bzw. Quantität (Wie viel Energie?), sondern auch auf die Kategorien Qualität (Was für eine Energie?), Relation (Energiegefälle/-anstieg?), Ort (Wo?), Zeit (Wann?), Lage (Welche energetische Befindlichkeit?), Haben (Welcher energetischer Informationsgehalt?), Wirken (Welche energetische Wirkung?) und Leiden (Welche energetische Belastbarkeit?). Darauf wollen wir ebenfalls später genauer eingehen (s. 3. Kapitel).

1.2.4 „Flammende" Begeisterung als Voraussetzung für Burnout?

Aronson, Pines und Kafry (1983a, S. 13) meinen, dass ein Mensch einmal „entflammt" gewesen sein muss, um ausbrennen zu können und Maslach beschreibt besonders gefährdete Personen folgendermaßen: „All of them were once fired up about their involvement with other people – excited, full of energy, dedicated, willing to give tremendously of themselves for others. And they did give … and give, and give until finally there was nothing left to give anymore … they had burned out" (1982a S. 3, zit. in Rook, 1998, S. 104).

Dem möge hier hinzugefügt werden, dass im Grunde zunächst jeder Mensch für sein Dasein gleichsam „entflammt" wurde. Diese „Daseinsentflammung" findet praktisch immer schon im mehr oder weniger optimalen Sinn im Akt der Zeugung statt, auch wenn viele meinen, dass die Flamme des Lebens erst bei der Geburt leuchten würde – aber das ist ein anderes Thema. Hier interessiert eher, wie stark, wann, wo und wofür diese „Lebensflamme" lodert, leuchtet und wärmt, wie sie sich im Laufe des Lebens entwickelt und verändert und warum sie sich bei vielen Menschen aus dem Bereich ihres Berufes und ihres Arbeitsfeldes gleichsam bis zum Erlöschen zurückzieht.

Rook bemerkt (unter verkürztem Blickwinkel), dass „… entsprechend dieser metaphorischen Sprachweise [offen bleibt], was genau man sich unter dieser ‚inneren Substanz', welche sich zuerst entflammt und dann brennt bzw. verbrennt, … vorstellen soll", und fragt, ob „… damit in einem metaphorischen Sinn bestimmte Emotionen, innere Bereitschaften oder bestimmte Fähigkeiten gemeint" sind oder ob „[...] es eher um Motivationen, Ideale, Ziele, Erwartungen [geht]" (1998, S. 104). Büssing beurteilt die einschlägige Burnout-Literatur als sehr allgemein und vage, wenn er meint, dass „[…] sich eine Fülle psychologisch mehr oder weniger unscharfer Begriffe wie Optimismus, Überidentifikation, Selbstüberschätzung, idealistische Begeisterung, Überengagement, Illusionen usw. [finden]" (1992b, S. 42, zit. in Rook 1998, S. 104).

Das Argumentieren mit allgemeinen, unscharfen und vagen Begriffen ohne den Versuch der Konkretisierung, Schärfung und Klärung können wir leider als gängiges Stilmittel medial populistisch aufbereiteter, emotional sowohl einlullender als auch aufreizender Alltagspsychologie häufig beobachten. Auch wenn der Versuch sauberer Begriffsklärung und -schärfung nicht zu einem wirklich optimalen Ziel führen sollte, so erhöht er doch die wissenschaftliche Seriosität einer psychologischen Abhandlung wesentlich.

1.2.5 Produktdefinitionen – Prozessdefinitionen – Prozedurdefinitionen

Es wird hier die Ansicht vertreten, dass „Burnout" in der Psychologie bzw. in der psychosomatischen Medizin zunächst ein Begriff ist, welcher die Angabe einer Reihe bestimmter negativ bewerteter Zeichen (Symptome) des funktionalen und emotionalen Erlebens und Verhaltens einer Person zu einem bestimmten Zeitpunkt umfasst. Der so gebildete Burnout-Begriff versteht sich als punktuelles Ergebnis (Produkt) eines Prozesses, dem im Zuge dieser Form der Begriffbildung keine zentrale Betrachtungsbedeutung zukommt bzw. der möglicherweise so gar nicht in Sicht kommt. Begriffsbildungsvorgangsweisen dieser Art führen demnach zu so genannten *Produkt-* oder *Zustands-* oder *Symptomdefinitionen*.

Wenn es nun darum geht, anzugeben, welche inneren und äußeren Ereignisse und Vorgänge zu diesem Bündel von negativen Zeichen des funktionalen und emotionalen Erlebens und Verhaltens (dem Burnout-Syndrom) geführt haben, dann entstehen so genannte *Prozessdefinitionen*. Und wenn es darum geht, mit bestimmten Messverfahren die funktionalen und emotionalen Erlebnis- und Verhaltensmängel oder -leiden sichtbar zu machen, dann entstehen so genannte *Prozedurdefinitionen*.

Alle drei Definitionstypen beruhen auf der Akzentuierung des jeweils ausgewiesenen Definitionsaspektes, *stehen jedoch in einem existenziellen Zusammenhang*. Eine seriöse Zustandsdefinition gelingt nur auf der Basis einer validen und zuverlässigen Zustandser-

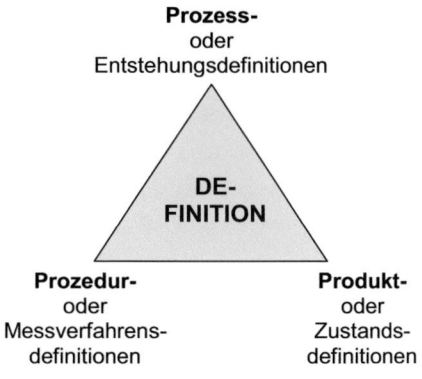

Abb. 6: Burnout-Definitionstypen

17

hebung, welche wiederum ein Mindestmaß an Zustandsgenese mitberücksichtigen müsste. Ein Mindestmaß an Zustandsentwicklung lässt sich wiederum nur durch mehrere vergleichbare valide und zuverlässige Zustandserhebungen zu verschiedenen Zeitpunkten seriös verdeutlichen. Valide Zustandserhebungsverfahren sind nur auf der Basis von Ladung mit den einen bestimmten Zustand charakterisierenden Zeichen möglich.

Zur Disposition bleibt zunächst in allen drei Definitionstypen die personelle Diagnosekompetenz bezüglich Charakterisierung und Bewertung erhebungswürdiger Zeichen (Validitätsdiagnostik), Tauglichkeit bzw. Akzeptanz des Erhebungsverfahrens zu einem bestimmten Zeitpunkt (Querschnittdiagnostik) und zeitlicher Abfolge der Erhebungen (Längsschnittdiagnostik). Subjektiv wäre dem Klient oder Leidenden, objektiv psychologischem, psychotherapeutischem oder psychosomatischem Fachpersonal der Vorrang zu geben. Beide Möglichkeiten erscheinen aber nicht wirklich zielführend. Es wird deshalb das einvernehmliche Zusammenspiel von subjektiven und objektiven Instanzen, d. h. von Klienten und Fachkräften bei der Burnout-Bestimmung, -Diagnostik und -Therapie dringend empfohlen.

1.2.5.1 Beispiele für Produkt- oder Zustandsdefinitionen

▶ Kahn (1978) definierte Burnout als „ein Syndrom unangemessener Einstellungen gegenüber Klienten und sich selbst, oft in Verbindung mit unangenehmen physischen und emotionalen Symptomen" (zit. in Burisch, 2006, S. 17).

▶ Maslach (1982a) definierte Burnout als „ein Syndrom emotionaler Erschöpfung, Depersonalisation und persönlicher Leistungseinbußen, das bei Individuen auftreten kann, die in irgendeiner Art mit Menschen arbeiten. Es ist eine Reaktion auf die chronische emotionale Belastung, sich andauernd mit Menschen zu beschäftigen, besonders wenn diese in Not sind oder Probleme haben" (zit. in Burisch, 2006, S. 17).

Beide Definitionen beziehen sich auf das Arbeitsfeld, und hier wieder speziell auf das Arbeiten mit Menschen. Im zweiten Beispiel wird ziemlich stark auf die helfende Arbeit mit Menschen eingeschränkt. Worin nun genau diese Arbeit bzw. helfende Arbeit mit Menschen besteht, darüber geben beide Aussagen keine Auskunft. Es ist auch oft nicht genau festzulegen, ob eine Arbeit eine helfende ist oder nicht. Ist z. B. die Arbeit eines Friseurs, der einem Kunden die Haare schneidet, eine helfende oder nicht? Oder ist die Arbeit eines Seelsorgers im Beichtzimmer eine helfende oder nicht? Man kann nun vertreten, dass beide Arbeiten sowohl helfend als auch nicht helfend sein können. Wer von den beiden Professionisten würde wohl eher darunter leiden, wenn seine Arbeit als nicht helfend eingeschätzt wird?

Wir gehen im Rahmen dieser Arbeit ausdrücklich nicht von einigen früheren Burnout-Ansichten aus, die den „Burnout"-Begriff für Helferberufe reservieren (wie z. B. die Berkeley-Gruppe um Aronson 1983). Ausbrennen kann jeder, z. B. auch ein Lastkraftwagenfahrer, eine

Fließbandarbeiterin oder eine Raumreinigungskraft. Niemand agiert beruflich in einem sozial leeren Raum, ob er nun an der Spitze oder am unteren Ende der beruflichen Sozialhierarchie seine Arbeit verrichtet. Jeder, der nicht kriminell arbeitet, hilft in seinem Rahmen das Gemeinwohl zu erhalten und zu fördern und kann über seine Arbeit ausbrennen.

Pines, noch 1983 gemeinsam mit Aronson den „Burnout"-Begriff auf den Bereich der helfenden Berufe einschränkend, veröffentlichte schon 1988 (dt.1989) ein Buch über Burnout in Partnerbeziehungen, welches die Thematik also auch weit außerhalb des Arbeitskontextes ansiedelt (vgl. Burisch, 2006, S. 17). Burnout ist demnach nicht nur ein berufs- bzw. arbeits- bezogenes Phänomen, sondern kann offensichtlich in allen Lebensbereichen angetroffen werden.

Maslach weist darauf hin, dass Burnout bei Individuen bestimmte Reaktionsweisen hervorruft, wie sie auch durch Stress verursacht werden, glaubt aber „… eine sehr spezifische und abgegrenzte Art emotionaler Erschöpfung entdeckt [zu haben], und zwar den Verlust positiver Empfindungen, den Verlust von Sympathie oder Achtung für Klienten oder Patienten beim professionellen Helfer" (1978, S. 56, zit. in Burisch, 2006, S.17). Hier scheinen sich sowohl die Burnout- und die Stress-Konzeption, als auch die Erscheinungsbereiche Helferberufe, Berufe allgemein und außerberufliche Lebensfelder zu überschneiden, was aber nicht zur Deckung führt. Das heißt, dass Burnout und Stress mit jenen Symptomen, die einander sehr ähnlich sind, überall, aber auch mit jenen Symptomen, die einander nicht ähnlich sind, sehr spezifisch auftreten können, z. B. Burnout mit und Burnout ohne Stress in den verschiedensten Rollenkonzeptionen des Lebens.

Weiters wurde Burnout definiert als:

- ▶ »ein Zustand physischer, emotionaler und mentaler Erschöpfung aufgrund langanhaltender Einbindung in emotional belastende Situationen«" (Ayala Pines & Elliott Aronson, 1988, zit. in Burisch, 2006, S.18);
- ▶ »ein Zustand der Ermüdung oder Frustration, herbeigeführt durch eine Sache, einen Lebensstil oder eine Beziehung, die nicht die erwartete Belohnung mit sich brachte«" (Freudenberger & Richelson, 1980a, zit. in Burisch, 2006, S.18);
- ▶ »ein über Erwartungen vermittelter, arbeitsbezogener, dysphorischer und disfunktionaler Zustand eines Individuums ohne stärkere psychopatho- logische Beeinträchtigungen, welches (1) schon eine Weile lang ange- messene Leistungen und affektive Reaktionen in derselben Arbeitssituation gezeigt hat, und das (2) ohne Hilfe von außen oder Veränderung seiner Umweltbedingungen nicht wieder zu seinen früheren Standards zurückfinden wird«" (Brill, 1984, zit. in Burisch, 2006, S. 18).

Alle drei Definitionen beschreiben zunächst einen Zustand, „in dem man also sein kann oder nicht; etwa so wie Schwangerschaft. Das wirft unvermeidlich das … Problem der Abgrenzung auf: Wo fängt die Sache an, ernst zu werden? Gemeint ist offenbar der Endzustand eines

Prozesses; aber auch der müsste ja markiert werden" (Burisch, 2007, S. 18). Außerdem äußern sich vor allem die ersten beiden Aussagen eindeutig zur Verursachung (Ätiologie), was insofern problematisch ist, als dies eher auf Vermutungen als auf seriösen Forschungsprozessen beruht. „Aus gutem Grund nehmen die beiden großen medizinischen Klassifikationssysteme, die *International Classification of Diseases (ICD-10)* der Weltgesundheitsorganisation *[WHO, Anm. H. U.]* und das *Diagnostic and Statistical Manual of Mental Disorders DSM-IV* der *American Psychiatric Association*, fast durchgängig von Ursachenzuschreibungen Abstand; sie wären zu wenig konsensfähig gewesen." (Burisch, 2007, S. 18f.)

1.2.5.2 Beispiele für Prozessdefinitionen

▶ Cary Cherniss (1980) definierte Burnout als einen „Prozess, in dem sich ein ursprünglich engagierter Mitarbeiter von seiner Arbeit zurückzieht, als Reaktion auf Beanspruchung und Belastung im Beruf" (zit. in Burisch, 2006, S. 19).

▶ Edelwich & Brodsky (1980) definieren Burnout als „ein fortschreitender Abbau von Idealismus, Energie, Zielstrebigkeit und Anteilnahme als Resultat der Arbeitsbedingungen" (zit. in Burisch, 2006, S. 19)

Beide Definitionen beschreiben Burnout als Prozess „ – was der Sache sicher näher kommt, will man nicht mit der Möglichkeit rechnen, dass Menschen ausgebrannt auf die Welt kommen oder über Nacht ausbrennen." Es tauchen aber auch bei ihnen „Ursachenbehauptungen auf, noch dazu ausschließlich berufs- bzw. arbeitsbezogene. Und die Symptomatik erscheint … doch ein wenig dürftig." (Burisch, 2006, S. 19)

1.2.5.3 Schwachpunkte der Produkt- oder Zustandsdefinitionen

Bei den Produkt- oder Zustandsdefinitionen stellte sich natürlich die Frage, woher man den weiß, ob jemand ausgebrannt ist oder nicht. In der frühen Phase der Burnoutforschung (vor den 80er Jahren des 20. Jh.) ging man von Fall-schilderungen und -beobachtungen aus und versuchte daraus gleichsam „Regeln" zu abstrahieren. Die gewonnenen Regeln wurden dann wieder mit entsprechenden „Fallstudien" illustriert und bestätigt. Diese kasuistische Vorgangsweise, ein/mehrere Phänomen/-e einzufangen und zu definieren, entbehrt nicht der Gefahr der Zirkularität im Münchhausen-Stil.

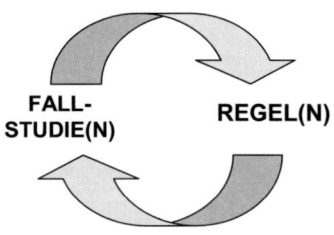

FALL-STUDIE(N)   **REGEL(N)**

Abb. 7: Münchhausen-Zirkularität

Burisch meint zu dieser Vorgangsweise:

„Natürlich war die Zirkularität nicht gebannt, wenn Definitionen »anhand konkreter Fälle« versucht wurden. … Bevor man den persönlichen Hintergrund, die Lebensumstände, die Reaktionen im akuten Stadium und schließlich die längerfristige Entwicklung eines von Burnout betroffenen Individuums studieren könnte, um es mit anderen, gegensätzlichen, zu vergleichen, wäre ja eine trennscharfe Regel vonnöten, die es gestatten würde, den einen Fall unter Burnout einzuordnen, den anderen nicht. Abgesehen davon, dass die [in Fachkreisen, Anm. H. U.] vorgeschlagenen »Regeln« alles andere als trennscharf waren – sie beruhten auf eben den Fällen, die nun wiederum zur Illustration herangezogen wurden! Man hob sich sozusagen an den eigenen Haaren aus dem Sumpf, an den eigenen Schnürsenkeln vom Boden ab. Wahrscheinlich ist aber eine solche *»Bootstrapping«*-Phase, in der man sich in Zyklen vom Standpunkt bloßer Intuition allmählich zu objektivierbaren Einteilungen hocharbeitet, am Anfang einer Forschungsentwicklung nicht zu überspringen. Zugegeben, es handelt sich um ein langwieriges Unterfangen ohne Erfolgsgarantie." (Burisch, 2006, S. 14)

Dazu wollen wir hier Folgendes bemerken: Es muss wissenschaftstheoretisch generell ernsthaft in Frage gestellt werden,

1. wenn aus einigen wenigen Fällen im Rahmen so genannter „Fallstudien" Regeln mit allgemeinem Anspruch abgeleitet werden,

2. wenn man den „Münchhausen-Stil" bzw. *»Bootstrapping«* und „bloße Intuition" als nicht zu überspringende Forschungsnotwendigkeit proklamiert,

3. wenn man glaubt, dass jemand, wenn er nur lange genug *»bootstrappt«*, sich allmählich aus seiner Subjektivität zu objektivierbaren Einteilungen hocharbeiten kann, und

4. wenn man ein „langwieriges Unterfangen ohne Erfolgsgarantie" proklamiert, ohne eben jene Kriterien zu kennen oder anzugeben, an welchen man jenen Erfolg erkennen kann, der in diesem langwierigen Unterfangen eben nicht garantiert werden kann.

„Fallstudien" mögen ein guter und wahrscheinlich notwendiger Einstieg in wissenschaftliche Forschung sein, sie aber für diese als hinreichend zu erachten und unter dem Etikett „qualitative Forschung" im Zeichen eben von qualitativer Forschung „quantitative Forschung" zu pejorativieren, wird hier sowohl vom wissenschaftstheoretischen als auch vom wissenschaftsethischen Standpunkt bedauert. Es wird dies deshalb erwähnt, weil exzellente Bunout-Forscher/-innen, wie eben Matthias Burisch (2006) oder Marion Rook (1998), (hoffentlich nur) fallweise auch seltsam anmutende Ansichten entwickeln, wie das Zitat in folgendem Unterkapitel verdeutlicht.

1.2.5.4 Beispiele für Prozedur- oder Messverfahrensdefinitionen

„Zurück zu den frühen Stadien der Burnout-Forschung. Der kasuistische Zugang war der Gestaltqualität des Phänomens vermutlich angemessener als der, der ihn ablöste. Ab Anfang der 80er Jahre des 20. Jahrhunderts nämlich etablierte sich ein einziges Messinstrument als Maß aller Dinge (das *Maslach Burnout Inventory*, bei nur schwacher Konkurrenz von Ayala Pines' *Tedium Measure* ...). Mit diesen Fragebögen bewaffnet, konnte nun jede und jeder nach Herzenslust herumforschen, ohne sich über Natur und Definition von Burnout auch nur einen einzigen Gedanken gemacht zu haben. Je höher die Punktewerte, desto »ausgebrannter« der Proband, ganz einfach. ... [Eine] Schwemme von

Examensarbeiten und Dissertationen wäre ohne diesen Zugang nicht denkbar gewesen. Freilich, das sei nicht bestritten: Empirische Forschung an größeren Gruppen von Individuen ist ohne ökonomische Instrumente kaum möglich.

Bis heute existieren beide Zugänge nebeneinander: Der qualitative, an Fällen orientierte, ganzheitlich-verbale dominiert die eher klinisch ausgerichtete Ratgeber-Literatur, der quantitative die Forschung. Beide haben ihre Schwächen." (Burisch, 2006, S. 15)

Burisch erscheint also das kasuistisch-induktive Vorgehen in der Burnout-Forschung im Hinblick auf die Gestaltqualität angemessener als ein gleichsam axiomatisch-deduktives über bestimmte Messinstrumente. Wir könnten aber genau so gut behaupten, dass die Gestaltqualität des Burnout-Phänomens durch ein wirklich gutes Messinstrument ebenso angemessen abgebildet wird, auch wenn das die Frage aufwirft, woher wir denn die „Axiome" kennen, die wir über dieses Messinstrument (z. B. das *Maslach Burnout Inventory* oder das *Tedium Measure* von Pines oder die *Staff Burnout Scale for Health Professionals* von Jones) in die Realität tragen. „Axiome" sind aber per definitionem von selbst einleuchtend und insofern nicht hinterfragbar. Wir verlassen uns in diesem Fall darauf, dass die Güte eines qualitativ hochwertigen Messinstrumentes im Hinblick auf seine Validität, seine Reliabilität und seine Objektivität über eine repräsentative Stichprobe sorgfältig geprüft wurde. Das einmal erfundene Rad muss also nicht unbedingt hinterfragt und neu erfunden werden. Eine sorgfältige Entwicklung und Prüfung von Erhebungsinstrumenten ist bei der Erhebung und Auswertung von Fallschilderungen kaum beobachtbar, sodass reine Fallstudien zu relativ willkürlichen Gestaltqualitäten führen, welche deshalb den Namen „qualitative Forschung" kaum verdienen.

Es ist auch nicht einsichtig, warum ein nur an einzelnen Fällen orientierter Forschungseinstieg „ganzheitlich" genannt werden soll, und ein Fragebogenmessinstrument wird auch nicht nonverbal kommuniziert.

Wir vertreten hier die Ansicht, dass keine zwei Zugänge nebeneinander existieren, sondern dass es nur *einen* Zugang zum Phänomen Burnout gibt, der *sowohl* qualitativer *als auch* quantitativer Natur ist. Was salopp als „qualitative Forschung" und „quantitative Forschung" einander konkurrierend gegenübergestellt wird, ist in Wirklichkeit ein Ganzes, eine Einheit. Mängel und Schwächen ergeben sich durch die Trennung des Zusammengehörigen. *Ganzheitliche* Forschung ist demnach *qualitativ-quantitative* Forschung.

In diesem Sinne ist „Burnout" das, was ein hochwertiges Burnout-Messinstrument misst.

In Kapitel 1.5 sollen das *Maslach Burnout Inventory* (1.5.1 **MBI**), das *Tedium Measure* von Pines (1.5.2 **TM**), die *Staff Burnout Scale for Health Professionals* von Jones (1.5.3 **SBS-HP**), der *Burnout-Indikator* von Schröder (1.5.4 **BI**) und ein im Gesundheitsmagazin des Landes Niederösterreich im Jänner 2007 von Roland Goiser in einem Artikel unter der Überschrift

„Diagnose: Ausgebrannt" als *„Selbsttest Burnout"* beschriebener Schnelltest (unter 1.5.5 als **Nö-SB** bezeichnet) überblicksmäßig vorgestellt werden. Und um sich nicht dem Vorwurf auszusetzen, „sich über Natur und Definition von Burnout [niemals] auch nur einen einzigen Gedanken gemacht zu haben", soll unter der Überschrift *„Differentielles Burnout-Diagnoseinstrument"* ein eigener Entwurf entwickelt werden (1.5.6 **DBDI**), welcher allerdings den oben erwähnten hohen Anforderungen an die Überprüfung der Güte leider noch nicht entsprechen kann. Wir müssen eingestehen, dass uns hier Burischs Kritik nur zwischen zwei gleich großen Übeln wählen lässt: Übernehmen wir ein etabliertes Messinstrument, dann hätten wir selbst nicht nachgedacht; übernehmen wir keines und entwickeln wir ein eigenes, dann befindet sich dieses Messinstrument zunächst in einem ungeprüften Frühstadium.

1.2.6 Versuch einer umfassenden Arbeitsdefinition

Schaufeli und Enzmann schlugen 1998 folgende Arbeitsdefinition vor:

> „Burnout ist ein dauerhafter, negativer, arbeitsbezogener Seelenzustand »normaler« Individuen. Er ist in erster Linie von Erschöpfung gekennzeichnet, begleitet von Unruhe und Anspannung (*distress*), einem Gefühl verringerter Effektivität, gesunkener Motivation und der Entwicklung disfunktionaler Einstellungen und Verhaltensweisen bei der Arbeit. Diese psychische Verfassung entwickelt sich nach und nach, kann dem betroffenen Menschen aber lange unbemerkt bleiben. Sie resultiert aus einer Fehlanpassung von Intentionen und Berufsrealität. Burnout erhält sich wegen ungünstiger Bewältigungsstrategien, die mit dem Syndrom zusammenhängen, oft selbst aufrecht" (Schaufeli & Enzmann, 1998, S. 36, zit. in Burisch, 2006, S.19)

In Übereinstimmung mit Burisch sehen wir, dass diese Definition ebenfalls eine Reihe von Fragen aufwirft: Was wird unter „Seelenzustand" verstanden? „Reicht das Kernsymptom Erschöpfung für die Diagnose aus oder müssen auch die Begleitsymptome vorhanden sein? Alle? Wie stark oder wie lange? Ist die Ursachenerklärung durch Forschung hinreichend gedeckt? Warum werden nur schlecht passende »Intentionen« erwähnt, nicht aber mangelnde Kompetenzen oder ungewöhnliche Werte- oder Verhaltensmuster? Warum nur »Berufsrealität«, wenn sich dasselbe offenbar auch bei Arbeitslosen beobachten lässt? Sind die ungünstigen Bewältigungsstrategien Ursache oder Folge? Vor allem aber: Ließe sich aufgrund dieser Definition eine saubere Differentialdiagnostik vornehmen?" (2006, S. 19)

Burisch kommt zu dem Schluss, dass es wahrscheinlich an der Zeit ist, „die Erwartungen an die Trennschärfe verbaler Definitionen zu senken" und neigt aus persönlicher Betroffenheit zu folgender, ziemlich emotionsgeladenen Aussage:

> „Obwohl rein metaphorisch und von jeder Trennschärfe weit entfernt – sie [die nachfolgende Definition von Maslach & Leitner; H. U.] ließe sich z. B. ohne weiteres auch auf die Folgen fortgeschrittenen Alkoholismus anwenden –, gefällt sie mir persönlich gut, weil sie die dramatischen Veränderungen kennzeichnet, die ich selbst in den vergangenen Jahren an einigen Menschen meines engsten

Bekanntenkreises beobachten musste. Hilflos übrigens, was ich nicht gerne einräume.

> »… eine Erosion der Werte, der Würde, des Geistes und des Willens – eine Erosion der menschlichen Seele. Es ist ein Leiden, das sich schrittweise und ständig ausbreitet und Menschen in eine Abwärtsspirale zieht, aus der das Entkommen schwer ist« (Maslach & Leitner, 1997)" (Burisch, 2006, S. 20)

Er meint auch, dass es keine allgemein akzeptierte Burnout-Definition gibt und „dass Burnout beinahe alles und damit nichts ist". Vor allem fällt die Abgrenzung „zu Nachbarbegriffen wie Belastung, Depression oder Konfliktreaktion (ihrerseits randunscharfe Einheiten) schwer" und „so entspringt denn die stillschweigend operationale Definition »Burnout ist, was das MBI misst« im besten Fall einer gewissen Ratlosigkeit." (Burisch, 2006, S. 20)

Wir finden die bereits oben angeführte operationale Definition

> „»Burnout« ist das, was ein hochwertiges Burnout-Messinstrument misst"

keineswegs als ratlos, muss doch zunächst ein solches Qualitätsinstrument geschaffen und wissenschaftskritisch ausgiebig geprüft werden. Wir betonen, dass man beim wissenschaftlich seriösen Definieren der Rationalität gegenüber der Emotionalität den Vorzug geben sollte, und glauben, dass es eigentlich für die ganze Psychologie hoch an der Zeit wäre, sich wieder philosophisch-wissenschaftstheoretisch und philosophisch-wissenschaftsethisch abzusichern, um nicht Gefahr zu laufen, in beliebige, unverbindliche Boulevarddeuterei abzugleiten.

Dieses schwierige Kapitel des Definierens und Abgrenzens von „Burnout" abschließend, erachten wir den Vorschlag von Paine (1982b), fünf Bedeutungsgruppen zu unterscheiden, als durchaus sinnvoll:

> „ – Das Burnout-Stresssyndrom als Cluster emotional-verhaltensmäßiger Symptome,
> – Burnout als mentale Störung – den Endzustand eines Burnout-Prozesses,
> – Burnout als Prozess mit regelhaften Phasen,
> – Burnout-Faktoren, d. h. alles, was zu Burnout beiträgt,
> – Burnout als Folgewirkung auf der Organisationsebene."
>
> (zit. in Burisch 2006, S. 20)

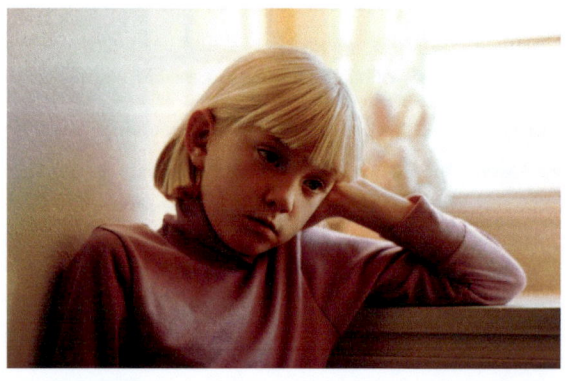

Abb. 8: Auch Kinder können heute schon ausgebrannt sein

1.3 Verbreitung und Erkennen
(Symptomatologie, Zustands- und Verlaufsdiagnostik)

1.3.1 Bei welchen Personen wurde das Burnout-Syndrom bereits festgestellt?

Das Burnout-Syndrom wurde „mittlerweile bei rund 60 Berufen und Personengruppen beschrieben ... . Das Burnout-Alphabet reicht von A wie Anwälte bis Z wie Zahnärzte" (Burisch, 2006, S. 21). Folgende Aufstellung, gegliedert in grobe Oberkategorien, soll einen exemplarischen Einblick in jene Lebensbereiche bieten, in denen bereits mehr oder weniger häufig Burnout festgestellt wurde (vgl. Burisch, 2006, S. 21ff.):

► **Beratung**
   (Anzahl der bei Burisch 2006 angegebenen Veröffentlichungen in Klammer, hier 20):
   - Anwälte, vor allem in öffentlichen Rechtsberatungsstellen (5)
   - Organisationsberater und Trainer (1)
   - Personal von Beratungsstellen (9)
   - Schulpsychologen (4)
   - Studentenberater (1)

► **Dienstleistungsberufe (7):**
   - Apotheker (1)
   - Bestatter(1)
   - Bibliothekare (2)
   - Hauswirtschaftsleiterinnen (1)
   - Krankenhaus-Apotheker (1)
   - Stewardessen (1)

► **Hoheitsdienste (13):**
   - Fluglotsen (1)
   - Gefängnispersonal (4)
   - Polizisten (5)
   - Richter (3)

► **Medienberufe (3):**
   - Journalisten (2)
   - Reporter (1)

► **Medizinische Versorgung (17):**
   - Ärzte und Zahnärzte (14)
   - Hebammen (1)
   - Medizinisch technische Assistentinnen (1)
   - Zahnarzthelferinnen (1)

► **Nichtmedizinische Therapie (11):**
   - Beschäftigungstherapeuten (1)
   - Mitarbeiter von Kriseninterventionsstellen (1)

- Psychoanalytiker (2)
- Psychotherapeuten (6)
- Sprach- und Stimmtherapeuten (1)

▶ **Pflege (22):**

- Altenpflegerinnen (3)
- Eltern und Therapeuten autistischer Kinder (1)
- Gemeindeschwestern (2)
- Krankenschwestern (12)
- Oberschwestern (1)
- Pflegepersonal geistig behinderter Erwachsener (3)

▶ **Privatleben (3):**

- (Ehe-)Partner (1)
- Eltern (2)

▶ **Rettungspersonal (2):**

- Feuerwehrleute (1)
- Sanitäter (1)

▶ **Seelsorge (7):**

- Missionare (1)
- Pfarrer und Priester (5)
- Rabbis (1)

▶ **Sozialarbeit im weiteren Sinne (22):**

- Bewährungshelfer (1)
- Drogenberater (4)
- Fürsorge (1)
- »Hauseltern« in Kinderdörfern (1)
- Jugendfürsorger (7)
- Sozialarbeiter (8)

▶ **Unterricht und Lehre (40):**

- Erwachsenenbildner (1)
- Erzieher(innen) (3)
- Hochschullehrer (3)
- Lehrer(innen) (29)
- Sporttrainer (4)

▶ **Verwaltung (9):**

- Leiter von Schulen, Hochschulen, Kliniken und Rehabilitationseinrichtungen (7)
- Verwaltungsbeamte (2)

▶ **Wirtschaft (15):**

- Investment-Banker und Anleger (1)
- Kreditsachbearbeiter (1)
- Kundendienstmitarbeiter (1)

- Manager (9)
- Sekretärinnen (2)
- Versicherungspersonal (1)

▶ **Sonstiges (11):**

- Arbeitslose (4)
- Ingenieure (1)
- Musikstudenten (1)
- Sozialforscher (1)
- Sportler (2)
- Studenten (2)

Burisch bemerkt dazu, dass „mit Ausnahme einiger weniger Kategorien, vornehmlich der letztgenannten, [...] es sich überwiegend um Berufe oder Rollen [handelt], von denen nicht nur Hilfe im technischen Sinne erwartet wird, sondern auch emotionale Zuwendung (also Versorgen, Beraten, Anleiten, Heilen, Schützen) die, weil professioneller Natur, beim Ausbleiben von Gegenseitigkeit nicht versiegen darf" (2006, S. 24).

Wenn nun Burnout in vielen Berufen und Lebensbereichen vorkommen kann, so scheint es hier doch so, als ob sich zumindest das Forschungsinteresse in einigen Bereichen häuft: Nach oben angeführter Aufstellung führt bei den Veröffentlichungsnennungen der Bereich „Unterricht und Lehre" (mit 40 Nennungen) vor „Pflege" und „Sozialarbeit im weiteren Sinne" (mit jeweils 22 Nennungen), gefolgt von „Beratung" (20), „Medizinische Versorgung" (17) und „Wirtschaft" (15). Geht man von der Vorstellung aus, dass vor allem dort geforscht wird, wo ein Phänomen am ehesten oder am deutlichsten zu Tage tritt und/oder wo auf Grund eines weit verbreiteten, mehr oder weniger klaren oder diffusen Bedürfnisses oder Leidensdruckes ein objektiver Forschungsbedarf entsteht, dann kann man sagen: Burnout kann zwar überall auftreten und jeden betreffen, kommt aber in bestimmten, zumeist berufsbezogenen Lebensbereichen mit größerer Wahrscheinlichkeit vor.

1.3.2 Was ist es nun, was als „Burnout" die Menschen in den diversen Lebensbereichen quält? (Zustandsdiagnostik)

Burisch meint dazu, dass das Symptombild in den von ihm angeführten Studien „[...] sehr vielschichtig, andererseits aber von Studie zu Studie überraschend einheitlich [ist]." Aufgrund der in der Fachliteratur häufig genannten Symptome listet er sieben Oberkategorien von Burnout-Symptomen auf, die ihrerseits noch einmal in Unterkategorien aufgeteilt sind. Er sieht den Sinn einer solchen Zusammenstellung in der Schaffung eines ersten umfassenden Überblicks, „der sowohl »Wald« als auch »Bäume« erkennen lässt", wobei allerdings „[...] sprachliche Unschärfen in Kauf zu nehmen [sind]" und „[...] Symptome [teilweise] auch auf unterschiedlichen Abstraktionsebenen [liegen]" (2006, S. 24f.).

1.3.2.1 Burnout-Symptomatik nach Burisch (2006, S. 25ff.)

1. **Warnsymptome der Anfangsphase**

   a) Überhöhter Energieeinsatz

   - Hyperaktivität
   - Freiwillige unbezahlte Mehrarbeit
   - Gefühl der Unentbehrlichkeit
   - Gefühl, nie Zeit zu haben
   - Verleugnung eigener Bedürfnisse
   - Verdrängung von Misserfolg und Enttäuschung
   - Beschränkung sozialer Kontakte auf Klienten

   b) Erschöpfung

   - Nicht abschalten können
   - Energiemangel
   - Unausgeschlafenheit
   - Erhöhte Unfallgefahr

2. **Reduziertes Engagement**

   a) Für Klienten, Patienten etc.

   - Desillusionierung
   - Verlust positiver Gefühle gegenüber Klienten
   - Größere Distanz zu Klienten
   - Meidung von Kontakt mit Klienten und/oder Kollegen
   - Aufmerksamkeitsstörungen in der Interaktion mit Klienten
   - Verschiebung des Schwergewichts von Hilfe auf Beaufsichtigung
   - Schuldzuweisung für Probleme an Klienten
   - Höhere Akzeptanz von Kontrollmitteln wie Strafen oder Tranquilizern
   - Stereotypisierung von Klienten, Kunden, Schülern etc.
   - Betonung von Fachjargon
   - Dehumanisierung

   b) Für andere allgemein

   - Unfähigkeit zu geben
   - Kälte
   - Verlust von Empathie
   - Verständnislosigkeit
   - Schwierigkeiten, anderen zuzuhören
   - Zynismus

   c) Für die Arbeit

   - Verlust von Idealismus
   - Desillusionierung
   - Negative Einstellung zur Arbeit
   - Widerwillen und Überdruss
   - Widerstand, täglich zur Arbeit zu gehen
   - Ständiges Auf-die-Uhr-Sehen
   - Fluchtphantasien

- Tagträume
- Überziehen von Arbeitspausen
- Verspäteter Arbeitsbeginn
- Vorverlegter Arbeitsschluss
- Fehlzeiten
- Verlagerung des Schwergewichts auf die Freizeit, Aufblühen am Wochenende
- Höheres Gewicht materieller Bedingungen für die Arbeitszufriedenheit

d) Erhöhte Ansprüche

- Konzentration auf die eigenen Ansprüche
- Gefühl mangelnder Anerkennung
- Gefühl, ausgebeutet zu werden
- Eifersucht
- Familienprobleme
- Konflikte mit den eigenen Kindern

3. **Emotionale Reaktionen; Schuldzuweisung**

a) Depression

- Schuldgefühle
- Reduzierte Selbstachtung
- Insuffizienzgefühle
- Gedankenverlorenheit
- Selbstmitleid
- Humorlosigkeit
- Unbestimmte Angst und Nervosität
- Abrupte Stimmungsschwankungen
- Verringerte emotionale Belastbarkeit
- Bitterkeit
- Abstumpfung, Gefühl von Abgestorbensein und Leere
- Schwächegefühl
- Neigung zum Weinen
- Ruhelosigkeit
- Gefühl des Festgefahrenseins
- Hilflosigkeits-, Ohnmachtsgefühle
- Pessimismus, Fatalismus
- Apathie
- Selbstmordgedanken

b) Aggression

- Schuldzuweisung an andere oder »das System«
- Vorwürfe an andere
- Verleugnung der Eigenbeteiligung
- Ungeduld
- Launenhaftigkeit
- Intoleranz
- Kompromissunfähigkeit
- Nörgeleien
- Negativismus

- Reizbarkeit
- Ärger und Ressentiments
- Defensive/paranoide Einstellungen
- Misstrauen
- Häufige Konflikte mit anderen

4. Abbau

a) der kognitiven Leistungsfähigkeit

- Konzentrations- und Gedächtnisschwäche
- Unfähigkeit zu komplexen Aufgaben
- Ungenauigkeit
- Desorganisation
- Entscheidungsunfähigkeit
- Unfähigkeit zu klaren Anweisungen

b) der Motivation

- Verringerte Initiative
- Verringerte Produktivität
- Dienst nach Vorschrift

c) der Kreativität

- Verringerte Phantasie
- Verringerte Flexibilität

d) der Differenzierungsfähigkeit, Entdifferenzierung

- Rigides Schwarzweißdenken
- Widerstand gegen Veränderungen aller Art

5. Verflachung

a) des emotionalen Lebens

- Verflachung gefühlsmäßiger Reaktionen
- Gleichgültigkeit

b) des sozialen Lebens

- Weniger persönliche Anteilnahme an anderen oder exzessive Bindung an einzelne
- Meidung informeller Kontakte
- Suche nach interessanteren Kontakten
- Meidung von Gesprächen über die eigene Arbeit
- Eigenbröteleien
- Mit sich selbst beschäftigt sein
- Einsamkeit

c) des geistigen Lebens

- Aufgeben von Hobbys
- Desinteresse
- Langeweile

6. Psychosomatische Reaktionen

- Schwächung der Immunreaktion
- Schlafstörungen
- Albträume
- Sexuelle Probleme
- Gerötetes Gesicht
- Herzklopfen
- Engegefühl in der Brust
- Atembeschwerden
- Beschleunigter Puls
- Erhöhter Blutdruck
- Muskelverspannungen
- Rückenschmerzen
- Kopfschmerzen
- Nervöse Tics
- Verdauungsstörungen
- Übelkeit
- Magen-Darm-Geschwüre
- Gewichtsveränderungen
- Veränderte Essgewohnheiten
- Mehr Alkohol/Kaffee/Tabak/andere Drogen

7. Verzweiflung

- Negative Einstellung zum Leben
- Hoffnungslosigkeit
- Gefühl der Sinnlosigkeit
- Selbstmordabsichten
- Existentielle Verzweiflung

1.3.2.2 Interpretation von Burnout-Symptomen

Es gibt bestimmte Symptome, meist leichtere, welche eher am Beginn des Burnout-Prozesses, und andere, meist in zunehmender Schwere, welche vielschichtig in verschiedenen Kombinationen im Zuge seines Fortschreitens auftreten.

Burisch betont, dass nicht alle Symptome im Burnout-Fall vorliegen müssen, sondern „dass das Vorhandensein eines Symptoms die Wahrscheinlichkeit erhöht, mit der die anderen ebenfalls auftreten bzw. auftreten werden". Er weist darauf hin, dass „nur wenige Autoren [...] sich fest[legen], was sie als hinreichende oder notwendige Bedingung ansehen wollen". Das liegt daran, weil sich zum einen manche Symptome und Symptomkategorien gegenseitig ausschließen und zum anderen die Anordnung in der Übersicht eine ungefähre zeitliche Reihenfolge impliziert, „und nicht jeder [...] die terminalen Stadien [erreicht]." (Burisch, 2006, S.27)

Es kann angenommen werden, dass das symptomatische Erscheinungsbild von Burnout individuell sehr verschieden sein kann (vgl. Forney et al., 1982). „Welches Symptommuster

31

sich in welcher Reihenfolge entwickelt, hängt von moderierenden Faktoren im Individuum und/oder seiner Umwelt ab, die einstweilen allenfalls spekulativ zugänglich sind" (Burisch, 2006, S.27).

Burisch gesteht eine bestimmte Willkürlichkeit und Schwächen seiner Zusammenstellung durchaus ein:

> „Weiter sei sogleich konzediert, dass die Gruppierung der Symptome in Cluster unvermeidlich und mit viel Willkür erfolgen musste. Teils bestehen temporale oder kausale Beziehungen zwischen den Kategorien. Nach der Art der Schuld-attribuierung (Kategorie 3) z. B. richtet sich vermutlich, ob Aggression oder Depression als emotionale Reaktion vorherrschen wird. Auch die Reihenfolge ist nicht allzu zwingend gemeint. Beispielsweise werden manche psycho-somatische Symptome (Kategorie 6) auch schon in der Anfangsphase (Kategorie 1) auftreten. Und schließlich: Durch innere oder äußere Veränderungen kann der Prozess auch zu jedem Zeitpunkt gestoppt werden, nicht immer ohne bleibende Narben." (Burisch, 2006, S.27)

Wir haben hier Burischs Gliederung vorgestellt, weil wir durch sie eine gute Vorstellung bekommen können, wie vielfältig und komplex sich das Burnout-Phänomen zeigen kann. Eigentlich müssten wir jetzt auf jede einzelne Kategorie und jedes einzelne Symptom noch genauer beschreibend eingehen, verweisen aber in diesem Zusammenhang auf Burischs Klassiker *„Das Burnout-Syndrom"* (2006, S. 27ff.).

Als Alternative zu Burischs Aufstellung sei auf jene von Schaufeli & Enzmann (1998, Kap. 2) verwiesen. Sie gliedern die Burnout-Symptome in „affektive, kognitive, körperliche, verhaltens-mäßige und motivationale Symptome, jeweils auf individueller, zwischenmenschlicher und Organisationsebene" (Burisch, 2006, S. 24f.).

1.3.3 Wie verläuft die Abwärtsspirale des Burnouts? (Verlaufsdiagnostik)

1.3.3.1 Burnout-Verlauf nach Schröder

Schröder (2006, S. 21ff.) lehnt sich im Folgenden an Burisch an und arbeitet mit einem modifizierten 7-Phasen-Modell des Burnouts, welches den spiraligen Weg nach unten skizziert:

> **„1. Phase: Vermehrte idealistische Begeisterung**
>
> Der Beginn der Abwärtsspirale ist gekennzeichnet durch eine Ambivalenz aus hyperaktivem Engagement und flammender Begeisterung für ein Projekt oder Ziele, möglicherweise einhergehend mit Gefühlen wie Unentbehrlichkeit und Zeitmangel, und andererseits Erschöpfung, chronischer Müdigkeit und Energiemangel.
>
> Diese Phase ist am schwierigsten zu erkennen. Die eigenen Bedürfnisse werden trotz Erschöpfung und Müdigkeit verleugnet. Der Wunsch, den anderen zu zeigen, wie gut man ist, verwandelt sich in einen Zwang. Wir finden diesen Zustand häufig bei Menschen, die

(un)freiwillig unbezahlte Überstunden und Mehrarbeit machen. Oft findet sich eine verbissene Einstellung zu Erfolg und Leistung, gepaart mit übertriebenen Ansprüchen, alles richtig zu machen, und unrealistischen Erwartungen.

2. Phase: Distanz

Nach einer Phase des Sich-beweisen-Müssens setzen Ernüchterung und Widerwillen ein, bei der die positive Einstellung, der Spaß und das Engagement bezüglich Arbeit verloren gehen. Die anfänglich noch unter größten Anstrengungen verstärkte Arbeitswut wird erneut reduziert. Folgend kann es zu überlangen Arbeitspausen und Fehlzeiten am Arbeitsplatz kommen. Kompensatorisch wird die Priorität auf private Aktivitäten, wie Hobbys und Freizeit, gelegt. Im Umgang mit Kollegen und Kunden besteht eine Verflachung der Emotionen, bisweilen tritt Zynismus auf. Kontakte werden gemieden.

3. Phase: Emotionalisierung

Die Faktoren dieser Windung sind einerseits eine aggressive Komponente, die sich in Vorwürfen, erhöhter Reizbarkeit, Wut, Launenhaftigkeit und Schuldzuweisungen darstellt, andererseits lassen sich Schwankungen der Stimmung, Schwächegefühl, Leere, Abstumpfungsgefühle, Selbstmitleid, Angst und depressive Verstimmung nachweisen.

In dieser Phase werden einige Bedürfnisse (Schlaf, Selbstreflexion, Entspannung) vernachlässigt und die eigene Aufmerksamkeit reduziert. Gleichzeitig werden Konflikte, Angst und Versagensängste verdrängt. Bereits in diesem Stadium kann es zu einem körperlichen Zusammenbruch kommen.

4. Phase: Abbau

Die Konzentrations- und Merkfähigkeit und die allgemeine Arbeitsleistungsfähigkeit nehmen weiter ab, das Organisationsvermögen schwindet, die Motivation sinkt, Initiative und Kreativität verflachen. In der Arbeit wird nur noch das Nötigste erledigt. Die Energiereserven sind erschöpft, alles läuft auf Sparflamme. Zudem kommt es zu einer Entdifferenzierung bis zu einer Verwirrung.

Trotzdem werden auftretende Probleme durch vielschichtige Mechanismen verleugnet. Dadurch, dass die Menschen in dieser Phase sich selbst überspringen und eigene Bedürfnisse permanent übergehen, kommt es zu Veränderungen des Wertesystems und der Wahrnehmungen. So wird es zunehmend schwierig, zwischen dem real Wichtigen und dem Unwichtigen zu unterscheiden.

5. Phase: Desinteressierte Gleichgültigkeit

Die Emotionen sind auf dem Nullpunkt angelangt. Das Interesse an privaten Unternehmungen erlahmt, sportliche Aktivitäten und Hobbys werden aufgegeben, Desinteresse, Intoleranz und Zynismus machen sich breit. Es kommt zu einem Rückzug auf allen Ebenen mit einer Verflachung der Persönlichkeit, die sich in Auffälligkeiten im Verhalten zeigen kann. Viele sind telefonisch oder per E-Mail nur noch schwer erreichbar und gehen allen Kontakten aus dem Weg.

Ein Klient sagte mir in einer Coaching-Sitzung: ‚Ich komme mir vor wie eine Maschine, die auf Knopfdruck funktioniert und die Dinge ausführt, auf die sie programmiert ist, ohne Gefühle und Lebendigkeit'. Es setzt eine innere Leere mit gähnender Gleichgültigkeit gegenüber anderen ein.

6. Phase: Depersonalisation und körperliche Symptome

Die Logik und der Verstand für die eigene Persönlichkeit kommen abhanden. Die Selbstverleugnung geht über in eine Selbstverneinung des eigenen Körpers. Die gesamte Klaviatur möglicher Somatisierungen kann durchlaufen werden.

Beispiele sind: dauernde Erkältungskrankheiten durch die Schwächung des Immunsystems, Unfähigkeit zur Entspannung im Privatleben und in der Freizeit, Ohrgeräusche, Ein- und Durchschlafstörungen, Alpträume, Schmerzen in den Muskeln und Gelenken, Muskelverspannungen, Übelkeit, Magen- und Darmprobleme, sexuelle Probleme, Atemprobleme, Sehstörungen, Schwindel, Kopfschmerzen, Herzrhythmusstörungen, Engegefühl in der Brust, Veränderung der Pulsfrequenz, Veränderung des Gewichts, Zu- oder Abnahme des Appetits mit nachfolgender Änderung der Essgewohnheiten (von Schokolade-in-sich-Hineinfressen bis zur völligen Nahrungskarenz). Kompensatorisch kann es zu erhöhtem Alkohol- und Medikamenten-, Tabak- und Drogenkonsum kommen.

7. Phase: Rien ne va plus

In der Endphase herrscht eine maximal negative Einstellung zum eigenen Leben mit schwerer Depression, mit Gefühlen der Sinnlosigkeit, Hoffnungslosigkeit, Angst, absoluter Verzweiflung und existenzieller Bedrohung.

Es wird kein Ausweg mehr aus dieser maximalen Erschöpfung gesehen. Vielen ist alles egal. Das Leben scheint sinnlos und wertlos. Der Alkohol-, Drogen- und Tablettenkonsum kann weiter zunehmen. In dieser Phase des Totalzusammenbruchs und der Apathie kann es zur Lebensaufgabe mit Suizidgedanken kommen." (Schröder, 2006, S. 21ff.)

1.3.3.2 Burnout-Verlauf nach Goiser

Eine sehr praxisorientierte, überblicksmäßige Darstellung wesentlicher Burnout-Symptome im Verlauf bringt Goiser (2007, S. 19):

„Schrittweises Ausbrennen

Burnout-Erkrankungen entstehen nicht über Nacht, vielmehr gibt es meist deutliche Warnhinweise und typische Verlaufsmuster.

+ Vorstufen:

Extremes berufliches Engagement bis hinein in die Freizeit, starkes Streben nach Erfolg und Perfektion. Private Interessen, Hobbys und Beziehungen kommen oft zu kurz.

+ Warnsignale:

Angst, Langeweile und zynische Grundhaltung. Gefühl der Leere und Unausgeglichenheit in der Freizeit. Schwierigkeiten, sich zu erholen. Körperliche Symptome: häufige Kopf- und Rückenschmerzen, Schwindel, Blutdruckinstabilität, Schwächegefühl.

+ Früh-Stadium:

Steigendes Gefühl der inneren Leere und Sinnlosigkeit bei alltäglichen Aktivitäten, Infekte (z. B. grippale Erkrankungen) führen plötzlich zu längeren Krankenständen, häufigere Wirbelsäulen-beschwerden. Oftmals Zug zu oberflächlichen Vergnügungen oder Alkohol.

+ Fortgeschrittenes Stadium:

Die Bewältigung der Arbeit wird anstrengender, Fehler häufen sich. Lust- und Interesselosigkeit auch bei Tätigkeiten, die bisher Freude machten. Emotionen (Freude, Ärger) werden immer schwächer. Urlaub bringt keine oder nur kurzzeitige Erholung.

+ Voll ausgeprägtes Burnout:

Die Betroffenen resignieren, empfinden alles als sinnlos und fühlen sich frustriert, schwach, hilflos und abgestumpft. Die berufliche Leistungsfähigkeit ist extrem beeinträchtigt." (Goiser, 2007, S. 19)

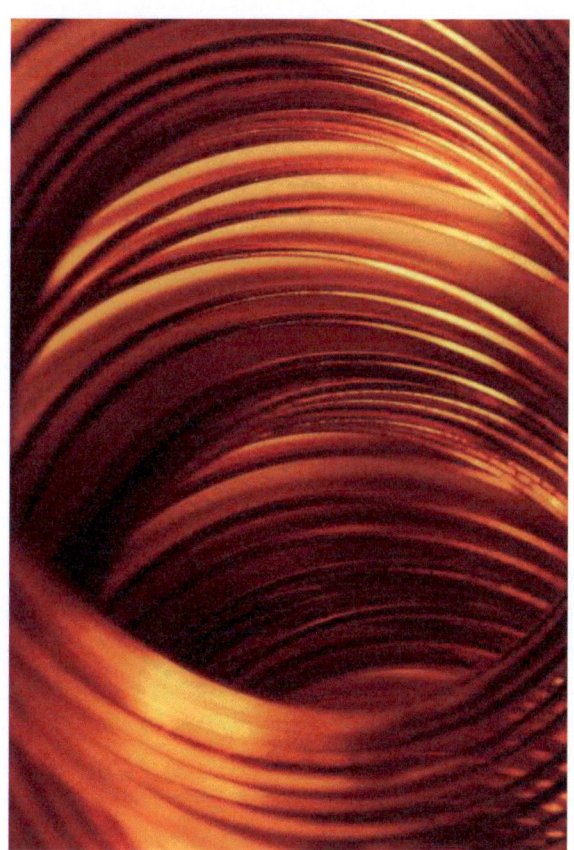

Abb. 9:
Burnout verläuft in einer Abwärtsspirale

1. 4 Erklärungsmodelle (Ätiologie)

Bei der Durchsicht der Fachliteratur lassen sich drei verschiedene Erklärungsansätze von Burnout erkennen: der persönlichkeitszentrierte Ansatz, der sozial-, arbeits- und organisationspsychologische Ansatz und der integrative Ansatz. Gusy (1995) ordnet verschiedene Autoren/-innen nach den ersten beiden Ansätzen folgendermaßen:

Persönlichkeitszentrierte Erklärungsansätze	Sozial-, arbeits- und organisationspsychologische Erklärungsansätze
■ Edelwich & Brdsky (1984)	■ Aronson, Pines & Kafry (1983)
■ Fischer (1983)	■ Barth (1992)
■ Freudenberger & Richelson (1983)	■ Berkley Association Planning Group (1977)
■ Barth (1992)	■ Braham & Ezel (1981)
■ Lauderdale (1982)	■ Büssing & Perrar (1989)
■ Meier (1983)	■ Cherniss (1980)
■ Burisch (1989)	■ Harrison (1983)
	■ Enzmann & Kleiber (1989)
	■ Maslach & Jackson (1984)

Tab. 1: Erklärungsansätze des Burnout-Syndroms der verschiedenen Autoren
(Gusy, 1995, S. 31, zit. in Röhrig & Reiners-Kröncke, 2003, S. 29)

Es scheint hier, als ob rein von der Anzahl her dem sozial-, arbeits- und organisationspsychologischen Ansatz mehr Bedeutung einzuräumen wäre als dem persönlichkeitszentrierten. Man sollte allerdings beachten, dass hier lediglich der Betrachtungsstandpunkt auf ein und dasselbe Phänomen ein verschiedener ist. Das Burnout-Phänomen lässt sich aus beiden Blickwinkeln sehr gut, aber doch unvollkommen betrachten. Ein zu starrer Forschungsfokus würde demnach offensichtlich zu einseitigen Ergebnissen führen.

Auf das leidige Thema, ob man nun zum Burnout-Phänomen über einen *nomothetischen Forschungsansatz*, der ja verallgemeinerbare Gesetzmäßigkeiten intendiert, oder über den *idiographischen*, der auf das richtige Verständnis des konkreten Einzelfalls abzielt, einen besseren Zugang findet, wollen wir uns hier nicht mehr einlassen, haben wir dazu ja schon im Kapitel 1.2 (Probleme beim Definieren und Abgrenzen, vor allem S. 20ff.) Stellung bezogen. Zur Erinnerung sein bemerkt: Aus einem einzigen Fall kann keine Regel und kein Gesetz generiert werden, und die Ermittlung der Gültigkeit einer Regel oder eines Gesetzes kann nur aus dem jeweiligen richtigen Verstehen vieler Einzelfälle gelingen. Wir plädieren hier für *einen* Forschungsansatz der in methodisch sauberer Art und Weise beide Ansatzrichtungen, den idiographischen *und* den nomothetischen, *integrativ* umschließt.

Die Auffassung von *einem integrativen Forschungsansatz* zielt aber auch auf *ein integrierendes Erklärungsmodell* als Ergebnis, welches sowohl *persönlichkeitszentrierte* als auch *sozial-, arbeits- und organisationspsychologische Erklärungsansätze* einschließt.

1.4.1 Persönlichkeitszentrierte Erklärungsansätze

In den persönlichkeitszentrierten Erklärungsansätzen steht die Persönlichkeit des helfenden, des arbeitenden, des in den verschiedenen Lebensbereichen agierenden Menschen im Vordergrund. In ihnen wird die Diskrepanz zwischen Ideal (beim Helfen, beim Arbeiten, bei der jeweils geforderten Lebensrolle) und der Wirklichkeit (z. B. unrealistische Erwartungen) als Ursache angenommen. Die betroffenen Menschen führen ihr Burnout-Erleben meist auf eigene Unzulänglichkeiten bzw. eine nicht gelungene Anpassungsleistung der Person an die Umwelt (vgl. Gusy, 1995, S. 31) zurück. Präventiv müsste demnach eine gelungene Anpassung der Person an ihre jeweiligen Umweltanforderungen abgesichert werden. Therapeutische Interventionen zielen vor allem darauf, Wirklichkeit und persönliche Perspektiven in Übereinstimmung zu bringen. In beiden Fällen liegt die Erfolgsverantwortung zur Gänze beim jeweiligen Individuum.

1.4.1.1 Erklärungsansatz nach Edelwich & Brodsky (1984)
(Vgl. Mederake: http://hilfe-bei-burnout.de, Erklärungsansätze, 24.08.2007)

Als Entstehungsbedingungen für Burnout in helfenden Berufen beschreiben Edelwich und Brodsky den zunehmenden Verlust von Idealismus, Engagement, Energie, Vorsätzen und Interesse, verursacht durch Desillusionierung infolge der Arbeitsbedingungen.

Solche Arbeitsbedingungen sind nach Meinung der Autoren:

- Unzureichende Ausbildung
- Überlastung durch zu viele KlientInnen
- Zu lange Arbeitszeiten bei zu geringer Bezahlung
- Nicht adäquate Verteilung der Mittel
- Undankbarkeit der KlientInnen
- Bürokratische oder politische Einschränkungen
- Diskrepanz zwischen der Zielsetzung und dem Erreichten

Als burnoutfördernde Ursache wird bei diesem Konzept somit eine negative Bilanz zwischen den Anforderungen, den Zielen und den Ressourcen gesehen.

Der Prozess des Ausbrennens erfolgt in Phasen fortschreitender Desillusionierung, welche vom Stadium des anfänglichen Enthusiasmus über eine Stagnation und Frustration bis hin zur Apathie führt. Es ist nicht möglich eine Grenze zwischen den Stadien zu ziehen, so dass die Helfenden auch alle 4 Stadien innerhalb eines Tages durchlaufen können.

1. Phase: Idealistische Begeisterung

Die erste Phase ist gekennzeichnet durch große Hoffnungen und Energien sowie zumeist unrealistische Erwartungen an sich selbst oder die Klienten/-innen. Während dieser anfänglichen Begeisterung spielt der Beruf für die Helfenden eine zentrale Rolle und sie neigen dazu, ihre persönlichen Probleme und Bedürfnisse mit verstärktem beruflichem Engagement zu kompensieren, was jedoch schwer über einen längeren Zeitraum hinweg möglich sein kann. Die größten Risiken während dieser Phase bestehen darin, dass die Helfenden sich entweder mit den Klienten/-innen überidentifizieren und sich nach außen hin isolieren oder ihre Energien ineffektiv und exzessiv verausgaben.

2. Phase: Stillstand

In der zweiten Phase kommt es zur Stagnation, wobei die Betroffenen zwar noch immer ihre Arbeit erledigen, jedoch ist diese längst nicht mehr so reizvoll, dass sie sich als Mittelpunkt des Lebens erwiese. Man hat genug von der „Realität" erfahren, um sich nun wieder mehr den eigenen Bedürfnissen zu widmen. Aspekte der Vergütung, des beruflichen Aufstieges und die Einhaltung der Arbeitszeiten treten zunehmend in den Vordergrund.

3. Phase: Frustration

Der Stagnation folgt eine Art Frustration. Den Helfenden stellt sich die Frage nach der Effektivität und dem Wert ihrer Arbeit. Dominiert die Einschätzung, dass das eigenen Handeln wenig effektiv ist, da vielleicht auf Grund fehlender Versorgungsangebote den Klienten/-innen nicht geholfen werden kann, geht den Helfenden der Sinn ihrer Arbeit verloren und sie werden zunehmend frustriert. Verschiedene Beschränkungen in der Arbeitssituation stellen sich nun nicht nur als unbefriedigend dar, sondern erscheinen als Bedrohung für den kompletten Sinn der Betätigung.

In dieser Phase können emotionelle, physische und disziplinäre Probleme auftreten.

4. Phase: Apathie

Apathie stellt einen typischen und natürlichen Abwehrmechanismus gegen Frustration dar. Wird jemand in der Arbeit ständig frustriert, ohne eine Möglichkeit zu haben die Stelle zu wechseln, sich die Arbeit sozusagen als überlebensnotwendig darstellt, tritt dieser Abwehrmechanismus in Erscheinung. Apathie bedeutet nur noch Dienst nach Vorschrift zu leisten und den möglichst geringsten zeitlichen Aufwand zu investieren. Herausforderungen oder sogar Klientenkontakte werden vermieden. Das Augenmerk liegt nun darin, die eigene gesicherte Position nicht zu gefährden, obwohl diese sich zwar als nicht adäquat erweist, aber trotzdem eine Entschädigung für den Verlust der Befriedigung in der Arbeit darstellt.

5. Phase: Intervention (fallspezifisch)

Als fünfte und abschließende Phase beschreiben Edelwich und Brodsky die fallspezifische Intervention. Gemeint wird damit alles, was man präventiv oder als Reaktion auf die vier vorangegangenen Phasen unternehmen kann.

1.4.1.2 Erklärungsansatz nach Freudenberger (1980)

> (Vgl. Mederake: http://hilfe-bei-burnout.de, Erklärungsansätze, 24.08.2007)

Bei seinen Studien zu den Entstehungsbedingungen von Burnout bezieht Freudenberger sich vorrangig auf seine eigene Lebensgeschichte, auf Beobachtungen bei sich selbst und bei ehrenamtlichen Mitarbeitern/-innen alternativer Selbsthilfe- und Kriseninterventionsein-richtungen. In seinem Artikel von 1974 für das *Journal of Social Issues'* erwähnt Freudenberger 3 Gefährdungspotentiale für Burnout:

1. „Diejenigen, die zu viel arbeiten, vergessen zu oft den Unterschied zwischen einem „reifen" (mature commitment and involvment) und einem solchen Engagement, das Zeichen eines persönlichen Bedürfnisses ist, akzeptiert und gemocht zu werden.
2. Ein weiteres Gefährdungspotential liegt in den Personen, die Hilfe brauchen. Deren Bedürfnisse sind oft exzessiv und die Erwartungen an andere unrealistisch.
3. Gefährdend sind traurige Gefühle, aber auch Langeweile oder Monotonie in der Tätigkeit, z. B. wenn immer wieder ähnliche Probleme von den Hilfesuchenden benannt werden, die nicht mehr zu neuen (geistigen) Anstrengungen herausfordern, weil es für sie schon ein ausgearbeitetes System von Antworten gibt." (Freudenberger, 1974, aufgearbeitet in Rook, 1998, S. 20).

Als Ursache für den Prozess des Ausbrennens benennt Freudenberger somit primär das Überengagement von Helfern/-innen in der psychosozialen Versorgung, erweitert seine Aussagen jedoch in Folgearbeiten (Freudenberger & Richelson, 1980), worin er als zusätzliche Ursache eine unangemessene Belohnungserwartung bzw. erfolgte Belohnungen anfügt. Der „Ausbrenner" wird beschrieben als

> „Mensch im Zustand der Ermüdung, der Frustration; sie wird hervorgerufen, wenn sich der Betroffene auf einen Fall, eine Lebensweise oder eine Beziehung einlässt, die den erwarteten Lohn nicht bringt, (denn) wann immer bei einem Menschen die Höhe seiner Erwartungen drastisch der Wirklichkeit entgegensteht, dieser Mensch aber weiterhin darauf besteht, diese Erwartungen zu erfüllen, ist Gefahr im Verzug" (Freudenberger & Richelson, 1980, S. 34).

Als eine weitere wesentliche Ursache von Burnout beschreibt Freudenberger den rapiden gesellschaftlichen Wandel, u. a. einhergehend mit der Auflösung alter Zwänge und Tabus, dem zunehmendem Hedonismus, der wachsenden Trennung zwischen Arbeit und Beruf sowie dem Verlust von verwandtschaftlichen und nachbarlichen Bindungen (Freudenberger & Richelson, 1980, S. 23 ff.), was zu einem „Klima der Verunsicherung [führt], in dem sich das Phänomen des Ausbrennens so gut entwickeln kann" (ebd., S 25).

Als Ursache von Burnout wird der Versuch einer Person gesehen, unrealistische Erwartungen (ob selbst gesetzt oder vom Wertesystem der Gesellschaft aufgezwungen) mit allen verfügbaren Kräften zu verwirklichen.

Freudenberger beschreibt den Burnout-Prozess anhand eines Zweiphasenmodells. In der ersten Phase, dem *empfindenden Stadium'* des Ausbrennens, welches häufig mit einer chronischen Müdigkeit beginnt, finden Kompensationsversuche zur Reduktion von Erschöpfung und Langeweile durch beispielsweise Zynismus und Gleichgültigkeit statt. Das zweite, so genannte *empfindungslose Stadium'* des Ausbrennens kennzeichnet der Autor durch eine Reihe weiterer Symptome, wie Ungeduld, erhöhte Reizbarkeit, psychosomatische Beschwerden und Depressionen. Als eigentliche Gefahr beim Ausbrennen sieht Freudenberger

> „die Empfindungslosigkeit, die Weigerung zuzugeben, dass irgend etwas nicht in Ordnung ist. Sobald nämlich diese Verdrängung einsetzt, werden die Symptome eines Menschen zu seinen Feinden statt zu Verbündeten. Sie vermögen ihm nicht mehr länger zu helfen, da ihnen ja, wie stark sie sich auch immer bemerkbar machen, niemand zuhört. Die Verdrängung kündigt das zweite Stadium des Ausbrennens an, so wie die Erschöpfung das erste" (Freudenberger & Richelson, 1980, S. 88).

1.4.2 Sozial-, arbeits- und organisationspsychologische Erklärungsansätze

1.4.2.1 Erklärungsansatz nach Maslach & Jackson (1982)

(Vgl. Mederake: http://hilfe-bei-burnout.de, Erklärungsansätze, 24.08.2007)

Maslach und Jackson betonen in ihren Studien, dass die Ursachen von Burnout im Wesentlichen nicht in den Persönlichkeitszügen der Helfer und Helferinnen, sondern bei den wirksamen strukturellen Merkmalen von schlechten Situationen bei der Arbeit liegen. Zu den Faktoren, welche das Entstehen von Burnout begünstigen, zählen sie unter anderem:

- Mangel an positivem Feedback
- Fokussierung auf Klientenprobleme
- gehäufte chronische und schwer zu beeinflussende Probleme
- die Normen eines ‚guten' Helferverhaltens
- eine zu starke Involviertheit
- Hierarchieprobleme
- administrative Zwänge

- eine schlechte Teamarbeit
- Druck von Vorgesetzten
- schlechte Arbeitsorganisation
- mangelnde Ressourcen (Personal, Finanzmittel)
- problematische institutionelle Vorgaben und Strukturen

Als verursachend in der Person der/des Helfenden werden primär Verzerrungen in der Selbst- und Fremdbeobachtung angeführt, welche bei der Entstehung von *emotionaler Erschöpfung*, *Depersonalisierung* und *reduzierter persönlicher Leistungsfähigkeit* entscheidend sind. Dieser Mechanismus führt dazu, dass die Helfenden zwar die situationalen Belastungen der Arbeit erkennen, dennoch die Fehler in sich selbst suchen, wodurch sich Versagensgefühle, Selbstwertverlust und depressive Zustände entwickeln. Begründet wird dieses Verhalten damit, dass die Helfenden berufsbedingt dazu neigen die Bedeutung der Persönlichkeitsvariablen zu überschätzen. Außerdem werden negative Gefühle am Arbeitsplatz als unprofessionell bewertet, was sich für eine soziale Unterstützung im Kollegenkreis als äußerst hinderlich darstellt. Die Helfenden beginnen daher noch härter zu arbeiten, was den Burnoutprozess wiederum beschleunigt. Schaffen sie sich in entsprechenden Situationen keinen Abstand von der emotionalen Beanspruchung, kann dies zu Burnout führen.

Der Burnoutprozess wurde dreigliedrig beschrieben. Er beginnt mit Symptomen der *emotionalen Erschöpfung*, wodurch die Entwicklung von *Depersonalisierung* und/oder *reduziertem Wirklichkeitserleben* angestoßen oder auch verstärkt wird. Durch stresshafte Situationen wird eine *emotionale Erschöpfung* hervorgerufen. Als Reaktion darauf wird versucht, die emotionale Beanspruchung in Form von *Depersonalisierung* (eine Art Verdinglichung der Sicht von Personen bzw. des Umgangs mit ihnen), durch physischen und psychischen Rückzug zu reduzieren. Die *Erschöpfung* und die durch die *Depersonalisierung* verschlechterte Beziehung zu den Klienten/-innen *verringert schließlich das Gefühl von Wirksamkeit*.

1a. emotionale Erschöpfung ■ Müdigkeit schon beim Gedanken an die Arbeit **1b. physische Erschöpfung** ■ Schlafstörungen ■ Anfälligkeit für Erkältungen, Kopfschmerzen, sonstige Schmerzen	**2. Dehumanisierung** ■ Negative, zynische Einstellung zu Kollegen ■ Negatives Gefühl für Patienten/ Klienten ■ Schuldgefühl ■ Rückzug ins Schneckenhaus ■ Meidung von Unannehmlichkeiten ■ Reduzierung der Arbeit auf das Allernotwendigste
3. Terminales Stadium ■ Widerwillen gegen sich selbst ■ Widerwillen gegen alle anderen Menschen ■ Widerwillen gegen überhaupt alles	

Tab. 2: Burnoutprozess nach Maslach (1982), zit. in Röhrig & Reiners-Kröncke, 2003, s. 44f.

1.4.2.2 Erklärungsansatz nach Pines, Aronson & Kafry (1983 bzw. 1993)

(Vgl. Mederake: http://hilfe-bei-burnout.de, Erklärungsansätze, 24.08.2007)

Pines, Aronson und Kafry (1993) unterscheiden zwischen „Ausbrennen" und „Überdruss", zwei Zuständen die sich zwar in ihren Symptomen ähneln, jedoch verschiedenen Ursprungs sind.

> „Beide sind gehäufte Reaktionen auf Erschöpfung. Überdruss kann aus jeder chronischen Belastung (geistiger, körperlicher oder emotionaler Art) entstehen; das Ausbrennen ist das Resultat andauernder oder wiederholter emotionaler Belastung im Zusammenhang mit langfristigem, intensivem Einsatz für andere Menschen" (Pines, Aronson, & Kafry, 1993, S. 25).

Obwohl Pines et. al. Überdruss und Ausbrennen als zwei unterschiedliche Zustände verschiedenen Ursprungs beschreiben, sind sie nicht eindeutig voneinander zu trennen. Überdruss wird lediglich als allgemeineres Syndrom verstanden, welches nach Meinung der Autoren/-innen meist allmählich aus den typischen Widrigkeiten sowie dem chronischen Stress des täglichen Berufs- und Privatlebens entsteht und zwar dann, wenn die negativen die positiven Aspekte überwiegen. Überdruss wird als typisch für die Arbeit in bürokratischen Organisationen gesehen (Pines et. al., 1993, S. 81 ff.).

Die Autoren/-innen weisen darauf hin, dass es klar sein sollte, dass das Syndrom des Ausbrennens auch fast immer Überdruss mit umfasst. Die Differenzierung der beiden Begriffe dient offensichtlich lediglich der Abgrenzung von helfenden gegenüber nicht helfenden Berufen bezüglich ihrer Beanspruchungsreaktionen.

Zum Einfluss sowohl der Persönlichkeitsmerkmale als auch der Umweltbedingungen auf die Entstehung von Burnout, beschreiben die Autoren/-innen Folgendes:

> „Individuelle Unterschiede beeinflussen auch Überdruss und Ausbrennen. Die Menschen haben unterschiedliche Bedürfnisse und verschiedene Ansichten über das Leben; sie beurteilen Stress aller Arten unterschiedlich (...). Alle diese und noch andere intervenierende Variablen beeinflussen, wann das Ausbrennen einsetzt, wie lange es anhält und wie schwerwiegend die Folgen sind. Seine Ursachen dagegen sind in den meisten Fällen nicht in der Persönlichkeit, sondern in deren Umwelt zu suchen" (Pines et. al, 1993, S. 44)

Vor allem stressige arbeitsorganisatorische Bedingungen sind für die Entstehung von Burnout verantwortlich. Zu diesen Bedingungen zählen sie:

- einen geringen Handlungs- und Entscheidungsspielraum der Person
- eine geringe Flexibilität der Organisation
- schlechte Rahmenbedingungen
- ein zu geringes Ausbildungsniveau
- zu viele Aufgaben

- das Fehlen sozialer Unterstützung
- einen Mangel an Feedback.

Als individuelle Ursachen des Ausbrennens werden drei typische Merkmale benannt, welche alle Helfer/-innen gemeinsam haben. Es sind dies die *emotional belastende Arbeit*, gewisse *Persönlichkeitsmerkmale der Helfenden* und die *„klientenzentrierte" Orientierung*.

Wie ein Mensch auf eine Krise reagiert, hängt von der komplexen Kombination sowohl individueller als auch umweltbedingter bzw. arbeitsorganisatorischer Variablen ab:

> „Jeder Mensch erlebt Überdruss und Ausbrennen auf andere Weise, und jeder reagiert anders auf ein solches Erlebnis, weil jeder sich auf seine Art mit dem unvermeidlichen Stress im Berufs- und Privatleben auseinandersetzt" (Pines et. al., 1993, S. 43).

Pines et. al. orientieren sich stark an der Stresstheorie von Richard Lazarus und meinen, dass die Auswirkungen umweltgegebener Bedingungen auf den Menschen von seiner jeweiligen kognitiven Einschätzung abhängen. Sie nehmen an, dass die eigenen Gedankengänge bestimmen, wie ein bestimmtes Umweltereignis wahrgenommen wird, und gehen davon aus, dass auf Grund individueller Bewertungen emotionaler Stress entsteht, welcher sich in körperlicher, geistiger und emotionaler Erschöpfung widerspiegelt.

Abb. 10: Ausbrennen führt zu körperlichem Unwohlsein

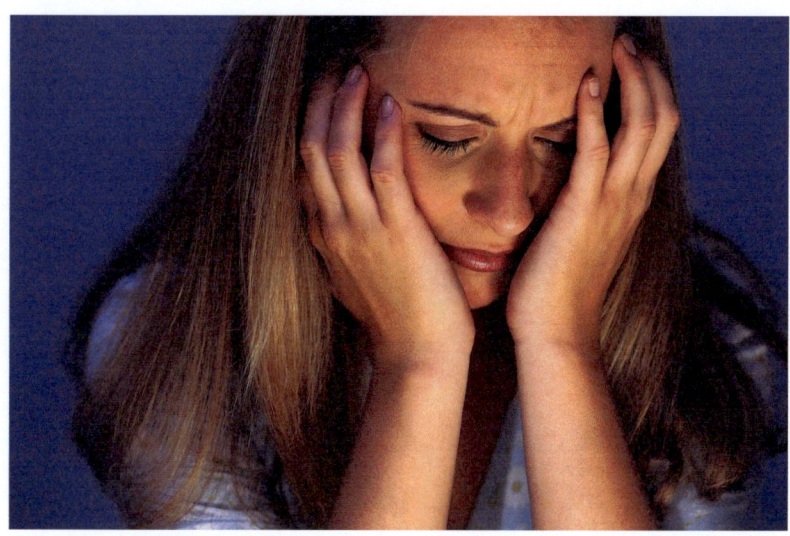

Exemplarische Zusammenfassung der bisherigen vier Erklärungsansätze (Autor, Definition, Forschungsmethoden, Ablauf)

Persönlichkeitsorientierte Ansätze		Sozial-, arbeits-, organisationspsychologische Ansätze	
Freudenberger (1981)	**Edelwich & Brodsky** (1984)	**Aronson, Pines & Kafry** (1983)	**Maslach & Jackson** (1982)
Erschöpfung und Frustration unrealistischer Erwartungen	Verlust an Energie und Engagement durch Desillusionierung	körperliche, geistige und emotionale Erschöpfung durch emotionalen Stress	emotionale Erschöpfung, Gefühle mangelnder Kompetenz, Depersonalisierung durch stresshafte Interaktion
Fallstudien	Fallstudien, Interviews	Fallstudien, Interviews, Fragebögen	Fallstudien, Interviews, Fragebögen

1. Empfindendes Stadium
- Chronische Müdigkeit
- Höherer Energieeinsatz zur Erreichung der gewohnten Leitungsstandards
- Verdrängung negativer Gefühle

2. Empfindungsloses Stadium
Symptome von (1) plus:
- Gleichgültigkeit
- Langeweile
- Zynismus
- Ungeduld
- Erhöhte Reizbarkeit
- Gefühl der Unersetzlichkeit
- Angst nicht anerkannt zu werden
- Schuldzuschreibung an die Umwelt
- Kognitive Desorientierung
- Psychosomatische Beschwerden
- Depressionen

1. Idealistische Begeisterung
- Selbstüberschätzung
- hochgesteckte Ziele
- Omnipotenzphantasien
- Optimismus
- hoher Energieeinsatz
- Überidentifikation mit Klienten und mit der Arbeit allgemein

2. Stillstand
- Erste Enttäuschungen, Bedürfnisse nach Komfort, Freizeit, Freunden, Karriereaussichten werden wichtiger
- Beschränkung der Kontakte auf Kollegen
- Reduzierung des Lebens auf die Arbeit
- Familienleben leidet
- Rückzug von Klienten

3. Frustration
- Erfahrung der Erfolgs- und Machtlosigkeit
- Probleme mit Bürokratie
- Fühlbarer Mangel an Anerkennung von Klienten und Vorgesetzten
- Zuviel Papierkrieg
- Gefühl d. Inkompetenz
- Psychosomatosen
- Drogengebrauch
- Überernährung

4. Apathie
- völlige Desillusionierung
- Verzweiflung wegen schwindender beruflicher Alternativen
- Resignation
- Gleichgültigkeit

1a. Körperliche Erschöpfung
- Energiemangel, erhöhte Krankheitshäufigkeit
- häufige Kopf- und Gliederschmerzen
- chronische Müdigkeit
- Verspannungen an Kopf- und Schultermuskulatur
- Veränderung der Essgewohnheiten

1b. Emotionale Erschöpfung
- Hilf- und Hoffnungslosigkeit
- Reizbarkeit
- Niedergeschlagenheit
- Einsamkeit, Entmutigung, Ernüchterung

1c. Geistige Erschöpfung
- negative Einstellung zu sich selbst, zur Arbeit und zum Leben allgemein (Dehumanisierung)
- Einstellungs- und Verhaltensänderungen,
- Ausdehnung der Arbeitspausen,
- Vermeidung von Klientenkontakt
- Rückzug aus der Arbeit

1a. Emotionale Erschöpfung
- Müdigkeit schon beim Gedanken an die Arbeit

1b. Physische Erschöpfung
- Schlafstörungen
- Anfälligkeit für Erkältungen, Kopfschmerzen, sonstige Schmerzen

2. Dehumanisierung
- negative, zynische Einstellung zu Kollegen
- negative Gefühle für Patienten/Klienten
- Schuldgefühl
- Rückzug ins Schneckenhaus
- Vermeidung von Unannehmlichkeiten
- Reduzierung der Arbeit auf das Allernotwendigste

3. Terminales Stadium
- Widerwillen gegen sich selbst
- Widerwillen gegen alle anderen Menschen
- Widerwillen gegen überhaupt alles

Tab. 3: Vier Burnout-Erklärungsansätze (in Anlehnung an Burisch, 1990, S. 19, zit. in Röhrig & Reiners-Kröncke, 2003, S. 44f., hier geringfügig überarbeitet)

1.4.3 Integrative Erklärungsansätze

1.4.3.1 Erklärungsansatz nach Cherniss (1980)

(Vgl. Mederake: http://hilfe-bei-burnout.de, Erklärungsansätze, 24.08.2007)

Das integrative Modell von Cherniss vermittelt ein äußerst umfassendes Verständnis der Dynamik des Burnoutprozesses. Sein Ansatz ist zum einen theoretisch gut fundiert, da ihm ein psychologisches Stresskonzept zugrunde liegt und zum anderen hat Cherniss die zu Burnout beitragenden Strukturen eingehend analysiert. Außerdem hat er besonders viele Burnout-aspekte berücksichtigt.

Hervorgehoben werden muss bei diesem Erklärungsmodell, dass es sich um einen soziologisch geprägten Ansatz handelt, welcher es unterlässt, nur einer einzigen Kategorie der Entstehungsbedingungen die absolute Priorität zu geben, und statt dessen arbeits- und organisationsbezogene Faktoren mit individuellen sowie gesellschaftlichen kombiniert. Bezüglich der arbeits- und organisationsbezogenen Faktoren nennt Cherniss das Arbeitsumfeld mit den drei Komponenten *Rollenstruktur*, *Machtstruktur* und *normativer Struktur*. Als individuelle Burnout verursachende Faktoren hebt Cherniss neben *Sinnverlust* vor allem die Bedeutung von *unrealistischen Erwartungen* hervor:

> „Die Vertreter der für die Allgemeinheit tätigen Berufe begannen im Allgemeinen ihre Karriere mit hohen Zielen und Erwartungen. Die Lehrer hofften, jeden Schüler zu ‚erreichen' und glaubten, dass das ein angemessenes Ziel sei. Berufstätige im psychologisch-psychiatrischen Feld glaubten, jedem ihrer Klienten Sympathie zeigen und bei jedem eine sichtbare Veränderung bewirken zu müssen. Vorübergehende Linderung wurde als unzureichend betrachtet. Aber eines der ersten Dinge, die sich angesichts von Stress und hoher Anspannung änderten, waren die besonders hohen Ziele der Berufsanfänger" (Cherniss, 1980, S. 98).

Cherniss hat sich im Gegensatz zu anderen Autoren/-innen relativ ausführlich mit den gesellschaftlichen und historischen Ursachen von Burnout auseinandergesetzt und kam dabei zu folgender Ansicht:

> „Burnout war möglicherweise immer schon ein Problem im helfenden Bereich, aber verschiedene Veränderungen im sozialen und politischen Klima des Landes machten den Leuten das Problem stärker bewusst und ließen sie stärker auf Verbesserungsmaßnahmen insistieren" (Cherniss, 1980, S. 143, zit. in Enzmann & Kleiber, 1989, S. 52).

Die Ursache von Burnout sieht Cherniss im Zusammenwirken von *arbeitsbezogenem Stress* und *defensiven Copingstrategien*. Er geht von allgemeinen Anforderungen oder Arbeits-stressoren aus, welche, im Sinne des transaktionalen Stresskonzeptes von Lazarus & Folkman (1984), sowohl die Bewältigungsmöglichkeiten sowie die Ressourcen übersteigen und damit die Entwicklung von Burnout fördern können. Dies bedeutet, dass die Helfenden nicht mehr in der Lage sind dem erlebten Stress durch aktive Bewältigung zu begegnen, was dazu führt, dass sie viel Energie benötigen, die dann wiederum den Klienten/-innen an emotionaler Zuwendung verloren geht. Die Helfenden wenden sich von ihnen ab und es beginnt ein Prozess der Entemotionalisierung in der Helfer-Klient-Beziehung.

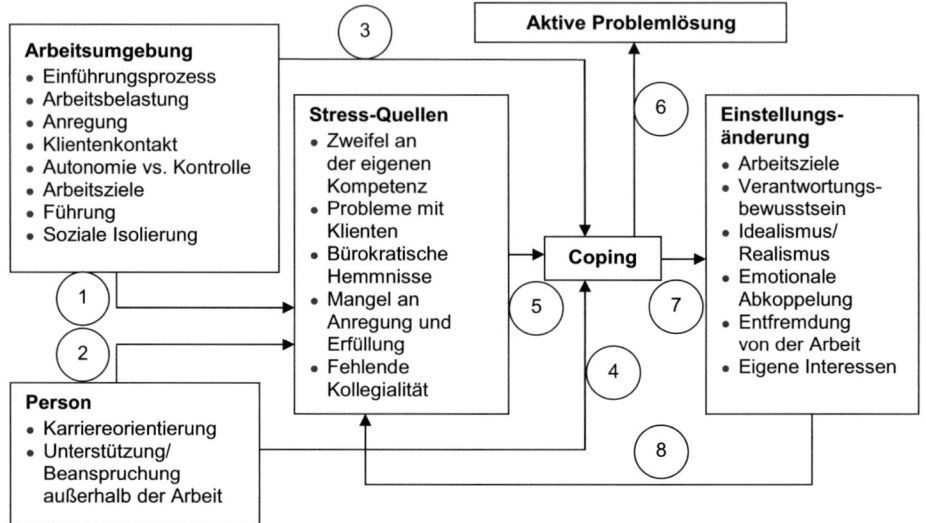

Abb. 11: Burnout-Modell von Cherniss, 1980a, zit. in Burisch, 2006, S. 66

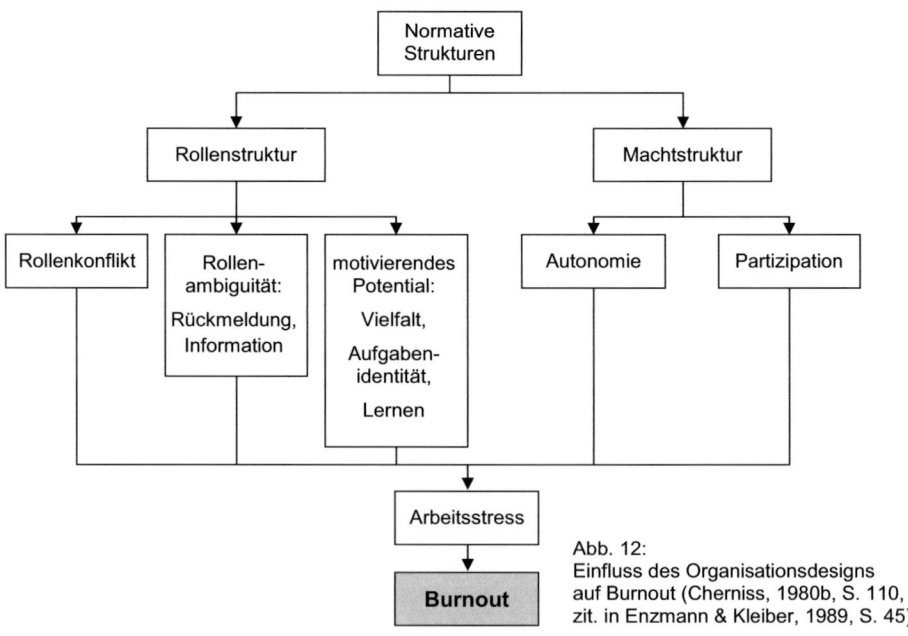

Abb. 12:
Einfluss des Organisationsdesigns auf Burnout (Cherniss, 1980b, S. 110, zit. in Enzmann & Kleiber, 1989, S. 45)

1.4.3.2 Erklärungsansatz nach Burisch (2006)

(Vgl. Mederake: http://hilfe-bei-burnout.de, Erklärungsansätze, 24.08.2007)

Burisch (2006) versucht auf Grund der Heterogenität der verschiedenen Ansätze diese in ein eigenes Konzept zu integrieren. Er sieht

„Burnout in Gang gesetzt durch Autonomieeinbußen in gestörten Auseinander-
setzungen des Individuums mit seiner Umwelt, genauer: durch die innere
Repräsentation solcher Interaktionen als gestörter und das Scheitern bei ihrer
Bewältigung" (Burisch, 2006, S. 148f.).

Um diese Autonomieeinbußen als Folge gestörter Handlungsepisoden näher zu erläutern, entwickelte er ein Modell für eine ungestörte sowie eines für eine gestörte Handlungsepisode. Bei der ungestörten Handlungsepisode beschreibt er eine anfängliche Zielbildung sowie Handlungsplanung. Während dieser ersten Handlungsentwürfe

„bilden sich, oft eher unbewusst als bewusst, Erwartungen verschiedener Art, in
Bezug:
  – auf das Niveau des Zieles,
  – auf den erforderlichen Energie- und Zeitaufwand,
  – auf die Erfolgswahrscheinlichkeiten,
  – auf Chancen und Risiken verschiedener Nebenwirkungen,
  – auf die Instrumentalität des angepeilten Zieles, d. h. auf die
    Wahrscheinlichkeit, dass die Zielerreichung Belohnungen nach sich
    ziehen wird, (und)
  – auf die emotionalen Konsequenzen" (Burisch, 2006, S. 160).

Wenn die Handlung ausgeführt wird und das Ziel erfolgreich und planmäßig erreicht wurde, kann man befriedigt zurückblicken und ist motiviert für eine Handlungswiederholung.

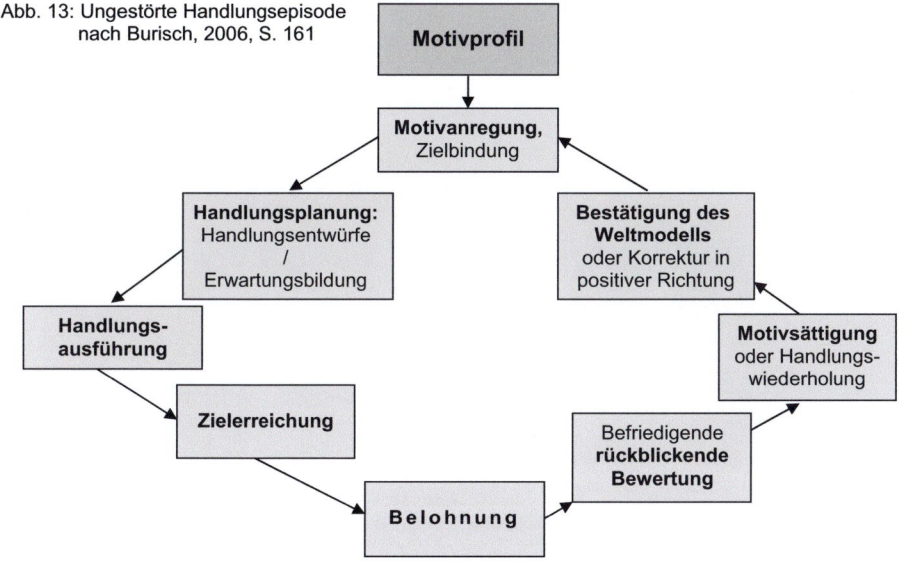

Abb. 13: Ungestörte Handlungsepisode
nach Burisch, 2006, S. 161

Der Kerngedanke bei gestörten Handlungsepisoden ist laut Burisch, dass das angestrebte Ziel nur durch zusätzlichen Aufwand (Zielerschwerung) oder gar nicht erreicht werden kann (Zielvereitelung), dass die Zielerreichung nicht mit der erwarteten Belohnung verbunden ist beziehungsweise die Belohnung ganz ausbleibt oder negative Nebenwirkungen auftreten, welche die eigentlich positive Wirkung der Zielerreichung kompensieren. Solche Misserfolge beziehungsweise Störungen des Handlungsprozesses können je nach Verarbeitung zu Burnout führen.

Da Burisch sich bei seinem Modell stark an der Stresstheorie von Lazarus orientiert, steht auch bei ihm die individuelle Handlungsregulation im Vordergrund. Dies bedeutet, dass bei einer Beeinträchtigung der Handlungsausführung durch Hindernisse Stress auftritt, welcher entweder als Bedrohung oder als Herausforderung bewertet wird und den die jeweilige Person zu bewältigen versucht. Bleibt das Ergebnis der Handlung unbefriedigend, tritt unmittelbar ein Autonomieverlust ein, welcher zu einem sekundären emotions- und/oder problemorientierten Bewältigungsversuch führt. Dieser Bewältigungsversuch kann einerseits erfolgreich sein, was zu einer Rückkehr in den Ruhezustand führt, er kann aber auch erfolglos bleiben, wodurch Stress zweiter Ordnung auftritt, welcher wiederum Burnout zur Folge haben kann (vgl. Burisch, 2006, S. 153 f.).

Burisch unternahm eine Auflistung und Einteilung der Burnout-Symptome in sieben Kategorien, welche einen gewissen Prozesscharakter aufzeigen (siehe Kap. 1.3.2.1, S. 28ff.).

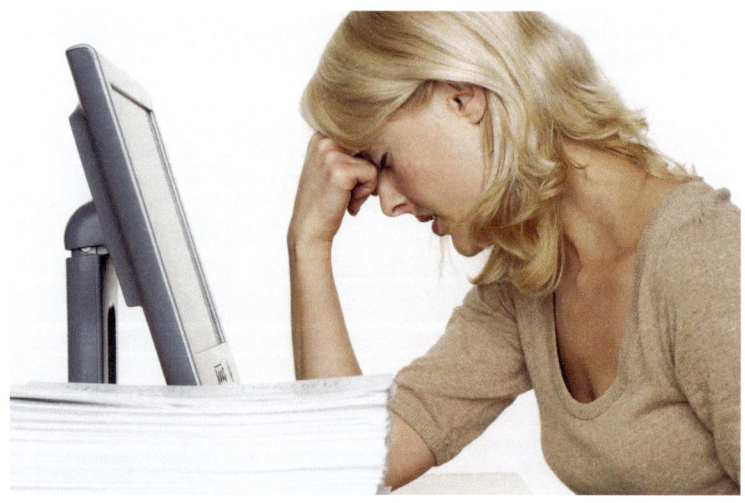

Abb. 14:
Unbewältigbarer Stress als Burnout-Quelle

1.5 Instrumente zum Erfassen von Burnout (Diagnostik)

Hier wollen wir nun über exemplarische Einblicke in die Burnout-Diagnostik versuchen, jenes Problemfeld, welches mit „Burnout" betitelt wird, auszuleuchten.

1.5.1 *Maslach Burnout Inventory* (**MBI**)

(Vgl.: Enzmann & Kleiber, 1989, S. 204 ff.; Rook, 1998; Burisch, 2006, S. 34f.; Röhrig & Reiners-Kröncke, 2003, S. 21ff., 131f.; Mederake: http://hilfe-bei-burnout.de, MBI, 30.08.2007)

Das gängigste Instrument zur Erfassung von Burnout ist das *Maslach Burnout Inventory*, welches 1981 von Maslach & Jackson entwickelt und 1984 und 1986 von ihnen überarbeitet wurde. Mit Hilfe des MBI werden anhand von 22 Items die 3 Dimensionen *„emotionale Erschöpfung"* (emotional exhaustion, 9 Items), *„Depersonalisierung"* (depersonalization, 5 Items) und *„reduzierte persönliche Leistungsfähigkeit"* (reduced personal accomplishment, 8 Items) erfasst:

> „**Emotionale Erschöpfung** bezieht sich auf die Gefühle einer Person, durch ihren Kontakt mit anderen Menschen überbeansprucht und ausgelaugt zu sein.
> Die entsprechenden neun Items fragen nach den Gefühlen durch die Arbeit ausgelaugt, erledigt, ausgebrannt und frustriert zu sein, die Arbeit als Strapaze und zu anstrengend zu erleben, »am Ende« zu sein und nach Müdigkeit schon vor der Arbeit.
>
> **Depersonalisation** bezieht sich auf gefühllose und abgestumpfte Reaktionen gegenüber den Menschen, die Empfänger ihrer Dienstleistungen und Fürsorge sind.
> Die entsprechenden fünf Items fragen nach der Einschätzung, Klienten als unpersönliche Objekte zu behandeln und von ihnen für ihre Probleme verantwortlich gemacht zu werden, gleichgültig ihnen gegenüber zu werden, sich im Grunde nicht dafür zu interessieren, was aus ihnen wird, und der Befürchtung emotional zu verhärten.
>
> **Reduzierte persönliche Leistungsfähigkeit** bezieht sich auf eine Abnahme des Gefühls an Kompetenz und erfolgreicher Ausführung in der Arbeit mit Menschen.
> Die entsprechenden acht (positiv formulierten) Items fragen nach den Einschätzungen, den Umgang mit den Klienten gut im Griff zu haben, sich gut in sie hineinversetzen zu können, ihr Leben durch die Arbeit positiv zu beeinflussen, leicht eine entspannte Atmosphäre zu ihnen herstellen zu können, in der Arbeit mit emotionalen Problemen ruhig und ausgeglichen umzugehen und viele wertvolle Dinge in der Arbeit erreicht zu haben und darin, sich nach intensiver Arbeit mit Klienten angeregt zu fühlen und sich als tatkräftig zu erleben." (Rook 1998, S. 34)

Für jedes Item werden in der Originalversion von 1981 zunächst im Hinblick auf die *Häufigkeit* des angesprochenen Ereignisses sieben und dann im Hinblick auf die *Intensität* acht

Antwortmöglichkeiten vorgegeben. In der Übersetzung der von Maslach & Jackson 1984 überarbeiteten Originalversion durch Enzmann & Kleiber (1989) heißt es:

„Sie finden 25 Aussagen über arbeitsbezogene Gefühle und Gedanken. Bitte lesen Sie sorgfältig jede Aussage. Wenn das dort angesprochene Gefühl manchmal bei Ihnen auftaucht (wenn nicht, kreuzen Sie »nie« an und gehen zur nächsten Aussage über), beantworten Sie bitte zunächst entsprechend der ersten Skala, wie oft Sie es erleben, indem Sie die entsprechende Zahl (von 1 bis 6) in die Spalte mit der Überschrift »kommt wie oft vor« schreiben. Entscheiden Sie dann, wie stark das Gefühl ist, wenn Sie es erleben, und schreiben Sie gemäß der zweiten Skala die entsprechende Zahl (von 1 bis 7) in die Spalte mit der Überschrift »dann jeweils wie stark«" (zit. in Rook, 1998, S. 35)

Wie oft =	1	2	3	4	5	6
	einige Male im Jahr und seltener	einmal im Monat	einige Male im Monat	einmal pro Woche	einige Male pro Woche	täglich

Wie stark =	1	2	3	4	5	6	7
	sehr schwach, kaum wahr- nehmbar			mäßig			bedeutend, sehr stark

Abb. 15: Häufigkeits- und Intensitätsskala beim MBI

Der mit 3 zugeordneten Items („Ich fühle mich meinen Klienten in vieler Hinsicht ähnlich.", „Von den Problemen meiner Klienten bin ich persönlich berührt." und „Ich fühle mich unbehaglich bei dem Gedanken daran, wie ich einige meiner Klienten behandelt habe.") zu erfassen begonnene vierte Faktor *„Involviertheit"* wurde „zunächst als optionale Skala mit verwendet", aber „wegen uneinheitlicher Eigenwerte nicht als Subskala aufgenommen" und „in späteren Veröffentlichungen kaum mehr erwähnt" (Rook, 1998, S. 33f.).

Bei der Auswertung gilt es nicht einen Gesamtwert für Burnout zu berechnen, sondern die einzelnen Dimensionen zu erfassen. Nach Rook entsprechen die Items 1, 2, 3, 6, 8, 13, 14, 16 und 20 der Skala *„emotionale Erschöpfung"* (**EE**), die Items 5, 10, 11, 15 und 22 der Skala *„Depersonalisierung"* (**D**) und die Items 4, 7, 9, 12, 17, 18, 19 und 21 der Skala *„Persönliche Leistungsfähigkeit"* (**PL**) (vgl. Rook, 1998, S. 138, S. 213 u. S. 284). Die acht Items der letztgenannten Skala lassen sich hinsichtlich ihrer Kennzeichnung zu drei Gruppen zusammenfassen, nämlich:

„1. Items, die **Leistungskriterien** enthalten
  - sich in seine Klienten/Patienten/Schüler hineinversetzen können
  - den Umgang mit Problemen der Klienten/Patienten/Schüler gut im Griff haben
  - eine entspannte Atmosphäre mit Klienten/Patienten/Schüler herstellen können

- ruhig und ausgeglichen mit den emotionalen Problemen in der Arbeit umgehen können

2. Items, die eher ein **allgemeines Wirksamkeitsempfinden** ansprechen

- das Leben anderer Leute durch die eigene Arbeit positiv zu beeinflussen
- viele wertvolle Dinge in der derzeitigen Arbeit erreicht zu haben

3. Items, die eher **energetische Aussagen** enthalten

- sich voller Tatkraft fühlen
- sich angeregt durch die intensive Arbeit mit den Klienten/Patienten/
Schülern fühlen" (Rook, 1998, S. 284)

Hohe Werte auf der EE- und der D-Dimension und ein geringer Wert auf der PL-Dimension indizieren ein hohes Burnoutausmaß, ein mittleres wird durch die mittleren Werte auf allen drei Subskalen und ein geringes wird durch niedrige EE- und D-Werte bei gleichzeitig hohem PL-Wert angezeigt (vgl. Röhrig & Reiners-Kröncke, 2003, S. 23). Da die Anzahl der Items jeder Dimension verschieden ist, sind die jeweils erreichten Werte miteinander nicht vergleichbar. Im Rahmen der Häufigkeitserhebung können auf den drei Dimensionen folgende Maximalwerte erreicht werden: EE-Skala 54, D-Skala 30 und PL-Skala 48. Bei der Intensi-tätserhebung können folgende Maximalwerte erreicht werden: EE-Skala 63, D-Skala 35 und PL-Skala 56. Von diesen Werten könnten wir folgende quantitative Burnout-Interpretation ableiten:

Burnout-Ausmaß	Häufigkeit			Intensität		
	EE-Skala	D-Skala	PL-Skala	EE-Skala	D-Skala	PL-Skala
hoch	36 - **54**	20 - **30**	<16	42 - **63**	23 - **35**	<19
mittel	18 - 35	10 - 19	16 - 31	21 - 41	12 - 22	19 - 37
gering	3 - 17	2 - 9	32 - 45	4 - 20	2 - 11	38 - 52
kein Burnout	<3	<2	46 - **48**	<4	<2	53 - **56**
Anmerkung: Die in den einzelnen Dimensionen erreichten Skalenwerte dürfen nicht zu einem Gesamtwert aufsummiert werden!						

Tab. 4:
Bestimmung des Burnout-Ausmaßes (abgeleitet von den Maximalwerten [**fett**])

Da die beiden Skalen miteinander hoch korrelieren, entfiel 1986 die Intensitätsskala zugunsten der Häufigkeitsskala (Wie oft? Nie 0 bis 6 = täglich) (vgl. Burisch, 2006, S. 34).

Maslach & Jackson geben amerikanische Normen an, deren Anwendung im europäischen Raum wegen fehlender Normierung wenig aussagekräftig ist (vgl. Gusy , 1995 , S. 51).

Wie oft und wie stark treffen die folgenden Aussagen für Sie zu?	kommt wie oft vor 1 – 6	dann jeweils wie stark 1 – 7
1. Ich fühle mich von meiner Arbeit ausgelaugt. nie 0		
2. Am Ende eines Arbeitstages fühle ich mich erledigt. nie 0		
3. Ich fühle mich müde, wenn ich morgens aufstehe und wieder einen Arbeitstag vor mir habe. nie 0		
4. Es gelingt mir gut, mich in meine Klienten hineinzuversetzen. nie 0		
5. Ich glaube, ich behandle einige Klienten, als ob sie unpersönliche „Objekte" wären. nie 0		
6. Den ganzen Tag mit Leuten zu arbeiten ist wirklich eine Strapaze für mich. nie 0		
7. Den Umgang mit Problemen meiner Klienten habe ich sehr gut im Griff. nie 0		
8. Durch meine Arbeit fühle ich mich ausgebrannt. nie 0		
9. Ich glaube, dass ich das Leben anderer Leute durch meine Arbeit positiv beeinflusse. nie 0		
10. Seit ich diese Arbeit mache, bin ich gleichgültiger gegenüber Leuten geworden. nie 0		
11. Ich befürchte, dass diese Arbeit mich emotional verhärtet. nie 0		
12. Ich fühle mich voller Tatkraft. nie 0		
13. Meine Arbeit frustriert mich. nie 0		
14. Ich glaube, ich strenge mich bei meiner Arbeit zu sehr an. nie 0		
15. Bei manchen Klienten interessiert es mich eigentlich nicht wirklich, was aus/mit ihnen wird. nie 0		
16. Mit Menschen in der direkten Auseinandersetzung arbeiten zu müssen belastet mich zu sehr. nie 0		
17. Es fällt mir leicht, eine entspannte Atmosphäre mit meinen Klienten herzustellen. nie 0		
18. Ich fühle mich angeregt, wenn ich intensiv mit meinen Klienten gearbeitet habe. nie 0		
19. Ich habe viele wertvolle Dinge in meiner derzeitigen Arbeit erreicht. nie 0		
20. Ich glaube, ich bin mit meinem Latein am Ende. nie 0		
21. In der Arbeit gehe ich mit emotionalen Problemen sehr ruhig und ausgeglichen um. nie 0		
22. Ich spüre, dass die Klienten mich für einige ihrer Probleme verantwortlich machen. nie 0		
23. Ich fühle mich meinen Klienten in vieler Hinsicht ähnlich. nie 0		
24. Von den Problemen meiner Klienten bin ich persönlich berührt. nie 0		
25. Ich fühle mich unbehaglich bei dem Gedanken daran, wie ich einige meiner Klienten behandelt habe. nie 0		

Tab. 5: Maslach Burnout Inventory (nach Enzmann & Kleiber, 1989, S. 204 ff.)

Zur Qualität des MBI sei bemerkt, dass seine Güte in großen repräsentativen Stichproben entwickelt wurde (vgl. Rook, 1998, S. 33) und

> „Nach Angaben von Maslach & Jackson selbst entspricht dieser Fragebogen den geforderten Gütekriterien wie Retest-Reliabilität, konvergenter und diskriminanter Validität. Die konvergente Validität wurde bestimmt durch Verhaltensbeurteilung durch Mitarbeiter oder Ehepartner in Bezug zu verschiedenen Arbeitsmerkmalen sowie durch Fremdeinschätzung. Die diskriminante Validität, d.h., der Nachweis der Spezifität des MBI, »wurde über Vergleiche mit Arbeitszufriedenheits-Inventaren überprüft und bestätigt« (Wagner, 1993, S. 58)." (Röhring & Reiners-Kröncke, 2003, S. 23)

1.5.2 *Tedium Measure* von Pines, Aronson & Kafry (**TM**)

(Vgl.: Enzmann & Kleiber, 1989, S. 203; Rook, 1998, S. 32; Burisch, 2006, S. 35f.; Röhrig & Reiners-Kröncke, 2003, S. 23f., 133f.; Mederake: http://hilfe-bei-burnout.de, Überdrussskala, 30.08.2007)

Pines, Aronson & Kafry entwickelten 1982 ein Instrument, mit welchem sich anhand von 21 Fragen der Grad des Überdrusses (*Tedium*) beziehungsweise Burnout messen lässt. Bei diesem Messinstrument sollen drei Aspekte, nämlich die körperliche, emotionale und geistige Erschöpfung gemessen werden:

> „1. Körperliche Erschöpfung (7 Items), z. B. müde sein, körperlich erschöpft sein, sich ausgelaugt fühlen
>
> 2. Emotionale Erschöpfung (7 Items), z. B. sich niedergeschlagen fühlen, sich ausgebrannt fühlen, Angst haben
>
> 3. Geistige Erschöpfung (7 Items), z. B. unglücklich sein, sich zurückgewiesen fühlen, über andere verärgert oder enttäuscht sein." (Röhrig & Reiners-Kröncke, 2003, S. 24)

Die siebenstufigen Antwortmöglichkeiten reichen von 1 (niemals) bis 7 (immer). Durch Berechnungen kann ein Gesamtwert ermittelt werden, welcher von 1 (Euphorie) bis 7 (extremes Burnout) reichen kann. Testwerte zwischen 2 und 3 gelten als Bereich für gutes Befinden, wohingegen Werte über 5 als akute Krise anzusehen sind.

Zur Berechnung des Wertes (vgl. Röhrig & Reiners-Kröncke, 2003, S. 134):

Addieren Sie die für die folgenden Fragen angegebenen Werte:

1, 2, 4, 5, 7, 8, 9, 10, 11, 12, 13, 14, 15, 16, 17, 18, 21   (A) _____

Addieren Sie auch die für die folgenden Fragen angegebenen Werte:

3, 6, 19, 20   (B) _____

Subtrahieren Sie (B) von 32   (C) _____

Addieren Sie (A) und (C)   (D) _____

Dividieren Sie (D) durch 21, und Sie haben Ihren Wert.   _____

„Es zeigt sich, dass sich bei längerer Arbeit in einem Helferberuf [aber auch in anderen Berufen, Anm. H. U.] Gefühle des »Ausgebrannt-Seins« einstellen können, die sich in körperlicher, geistiger und emotionaler Erschöpfung zeigen. Indem Sie den folgenden Fragebogen ausfüllen, können Sie feststellen, wie Sie Ihre Arbeit oder Ihr Leben empfinden, wie Sie sich im Allgemeinen oder auch nur an diesem Tag fühlen. Tragen Sie dazu die entsprechende Zahl ein: 1 = niemals; 2 = fast niemals; 3 = selten, 4 = manchmal, 5 = oft; 6 = meistens, 7 = immer" (Aranson, Pines & Kafry, 1983; zit. in Röhrig & Reiners-Kröncke, 2003, S. 133).

Wie häufig treffen die folgenden Aussagen für Sie zu?	
1. Ich bin müde.	
2. Ich fühle mich niedergeschlagen.	
3. Ich habe einen guten Tag.	
4. Ich bin körperlich erschöpft.	
5. Ich bin emotional erschöpft.	
6. Ich bin glücklich.	
7. Ich bin „erledigt".	
8. Ich bin „ausgebrannt".	
9. Ich bin unglücklich.	
10. Ich fühle mich abgearbeitet.	
11. Ich fühle mich wertlos.	
12. Ich fühle mich gefangen.	
13. Ich bin überdrüssig.	
14. Ich bin bekümmert.	
15. Ich bin über andere verärgert oder enttäuscht.	
16. Ich fühle mich schwach.	
17. Ich fühle mich hoffnungslos.	
18. Ich fühle mich zurückgewiesen.	
19. Ich bin optimistisch.	
20. Ich fühle mich tatkräftig.	
21. Ich habe Angst.	

Tab. 6: Tedium Measure (Überdrussskala) von Pines, Aronson und Kafry, 1983, S. 236

Zur Interpretation:

„Liegt der [nach obigem Verfahren berechnete] Wert zwischen 2 und 3, geht es Ihnen gut. Allerdings sollten Sie noch einmal nachprüfen, ob Sie aufrichtig geantwortet haben. Haben Sie einen Wert zwischen 3 und 4, erleben Sie das Ausbrennen und sollten dagegen etwas unternehmen.
Wenn der errechnete Wert höher als 5 liegt, ist Ihre Krise akut und Sie benötigen dringed Hilfe." (Aronson, Pines & Kafry, 1983; zit. in Röhrig & Reiners-Kröncke, 2003, S. 134)

1.5.3 *Staff Burnout Scale for Health Professionals* von Jones (**SBS-HP**)

(Vgl.: Enzmann & Kleiber, 1989, S. 201; Mederake: http://hilfe-bei-burnout.de, SBS-HP, 30.08.2007; Röhrig & Reiners-Kröncke, 2003, S. 25., 135f.)

1981 entwickelte J.W. Jones die *Staff Burnout Scale for Health Professionals (SBS-HP)*. Er bezieht in seinem Verfahren psychologische (affektive und kognitive), psychophysiologische und Verhaltensdimensionen mit ein, z. B.: „Auf meine Klienten reagiere ich häufiger ärgerlich und gereizt". Nach seinen Angaben „misst die SBS-HB das Burnout-Syndrom, wie es von Maslach und Pines definiert wurde" (Röhrig & Reiners-Kröncke, 2003, S. 25).

Die SBS-HP setzt sich aus insgesamt 30 Fragen zusammen,

> „wovon 10 sog. Lügenitems (fünf positive, fünf negative) sind; diese sollen starre Antwortmuster oder eine Beeinflussung durch die soziale Erwünschtheit vermeiden bzw. kontrollieren helfen. Die restlichen Items … [erheben folgende] vier Burnout-Faktoren …:

> 1. psychische und interpersonelle Spannung (vergleichbar, laut Wagner (1993, S. 59), mit der emotionalen Erschöpfungsskala von Pines & Kafry)
> 2. allgemeine Arbeitsunzufriedenheit
> 3. körperliches Kranksein und Distress sowie
> 4. unfachmännische Beziehungen zu Patienten.

> Die ersten drei Faktoren erfassen im Grunde solche Stressreaktionen (Reizbarkeit, die Bedeutung von Drogen bei der Bewältigung von Konflikten in Beruf und Familie, psychosomatische Reaktionen und Beschwerden), wie sie für beliebige Berufsgruppen denkbar sind. Nur der letzte Faktor deckt etwas von dem ab,»was für psychosoziale Berufe typisch ist und was Maslach mit Depersonalisierung umschreibt« (Enzmann & Kleiber, 1989, S. 108)." (Röhrig & Reiners-Kröncke, 2003, S. 25).

Nach Jones wäre die SBS-HP in hohem Maße zuverlässig und die einzelnen Items würden mit dem Gesamtwert hochgradig korrelieren (vgl. Wagner, 1993, S. 59).

Der **SBS-HP von Jones** (dt. von Enzmann & Kleiber):

> „Wählen Sie für jede Aussage diejenige Antwort aus, die am besten ausdrückt, inwiefern Sie der Aussage zustimmen bzw. [sie] ablehnen. Beantworten Sie sie gegenwärtig, [so] wie Sie sich im Moment fühlen." (Enzmann & Kleiber, 1989; zit. in Röhrig & Reiners-Kröncke, 2003, S. 135).

Die Aussage =	1	2	3	4	5	6
	stimmt vollständig	stimmt überwiegend	stimmt eher	stimmt eher nicht	stimmt überwiegend nicht	stimmt überhaupt nicht

Abb. 16: Zustimmungs- bzw. Ablehnungsskala bei der SBS-HP von Jones

Wie stark stimmen Sie folgenden Aussagen zu bzw. nicht zu?	
1.	Während des Arbeitstages fühle ich mich müde.
2.	Ich habe in letzter Zeit wegen Erkältungen, Grippe, Fieber oder anderen Krankheiten in der Arbeit gefehlt.
3.	Hin und wieder verliere ich bei der Arbeit die Geduld und werde ärgerlich.
4.	Mein gesamter Arbeitsstil ist gut und vorbildlich.
5.	Ich habe öfters Kopfschmerzen während der Arbeit.
6.	Ich habe oft das Bedürfnis, mich nach der Arbeit mit Alkohol zu entspannen.
7.	Ich quatsche nicht über andere Leute am Arbeitsplatz.
8.	Ich glaube, dass die Arbeitsbelastungen zu Ehe- und Familienproblemen in meinem Leben beigetragen haben.
9.	Ich komme nie zu spät zu einer Verabredung.
10.	Während meiner Arbeit habe ich oft das Bedürfnis, Medikamente zu nehmen (z.B. Beruhigungsmittel), um mich besser zu fühlen.
11.	Ich habe das Interesse an meinen Klienten verloren und habe die Tendenz, diese Menschen in einer distanzierten, fast mechanischen Art zu behandeln.
12.	Ich denke während meiner Arbeit oft an Dinge, von denen ich nicht möchte, dass andere davon wissen.
13.	Bei meiner Arbeit fühle ich mich oft entmutigt und denke darüber nach, ob ich den Job aufgeben soll.
14.	Auf meine Klienten reagiere ich häufiger ärgerlich und gereizt.
15.	Während der Arbeit bin ich manchmal reizbar.
16.	Ich habe Schwierigkeiten, mit meinen Kollegen klarzukommen.
17.	Ich achte sehr darauf, dass es mir bei der Arbeit gut geht und ich mich behaglich fühle.
18.	Ich meide meine(n) Vorgesetzten.
19.	Ich mag meine Kollegen wirklich alle.
20.	Ich mache bei meiner Arbeit, was man von mir erwartet, egal wie unangenehm es auch ist.
21.	Wegen unkooperativer Klienten habe ich in letzter Zeit einige Probleme mit meiner Arbeitsleistung.
22.	All diese Richtlinien und Vorschriften in meiner Arbeit hindern mich daran, meine Aufgaben optimal zu erfüllen.
23.	Ich verschiebe manchmal Dingen, die ich sofort erledigen sollte, auf den nächsten Arbeitstag.
24.	Ich sage meinen Vorgesetzten und Kollegen nicht immer die Wahrheit.
25.	Meine Arbeitsumgebung empfinde ich als deprimierend.
26.	Meine Arbeit behindert meine Kreativität und unterfordert mich.
27.	Ich denke oft daran, mir einen neuen Job zu suchen.
28.	Grübeleien über meine Arbeit haben mir schon schlaflose Nächte bereitet.
29.	Ich denke, dass ich auf meinem gegenwärtigen Arbeitsplatz nur geringe Aufstiegschancen habe.
30.	Bei meiner Arbeit vermeide ich Kontakt mit Klienten.

Tab. 7: Staff Burnout Scale for Health Professionals von Jones 1982
(nach Enzmann & Kleiber, 1989, S. 201)

Ein genaues Auswertungsverfahren der SBS-HP bleiben wir schuldig, da es uns nicht gelungen ist, die Lügenitems (v. a. die negativen) sicher zu identifizieren, und es uns auch unklar ist, ob diese aus der Berechnung genommen werden oder (als Puffer) eher nicht. Sicher ist, dass der burnoutrelevante Durchschnittswert umso niedriger sein muss, je mehr die Aussagen, ohne Berücksichtigung jener der Items 4, 7, 17, 19 und 20 (= positive Lügenitems), zutreffen (s. Abb. 16: Zustimmungs- bzw. Ablehnungsskala bei der SBS-HP, S. 55). Je niedriger er aber ist, desto höher dürfte der Grad des Ausgebrannt-Seins sein, und wir können annehmen, dass Werte von 3,4 abwärts ein zunehmend stärkeres Burnout anzeigen.

1.5.4 *Burnout-Indikator* nach Schröder (**BI**)

(Vgl. Schröder, 2006, S. 31ff.)

Schröder meint, dass sich mit der Angabe der Zustimmungshäufigkeit zu nachfolgenden Aussagen Hinweise auf Burnout ergeben können, aber nicht zwingend ergeben müssen. Er empfiehlt, sie in aller Ruhe durchzulesen und dann folgende Frage zu beantworten:

„Welche der aufgelisteten Kriterien und Warnsignale haben Sie bei sich selbst in den letzten zehn Wochen in welcher Intensität wahrgenommen?" (Schröder, 2006, S. 31)	
Anhand der folgenden Skala können Sie die Intensität angeben: ■ 0 = praktisch nie ■ 1 = selten, d. h. etwa einmal alle sechs Wochen ■ 2 = manchmal, d. h. etwa alle zwei Wochen ■ 3 = häufig, d. h. mehrmals pro Woche ■ 4 = dauernd	
1. Ich denke häufig an negative Dinge und grüble vor mich hin.	
2. Ich habe keine Kondition und bin schnell erschöpft.	
3. Ich bin unruhig, reizbar und unausgeglichen.	
4. Es ist mir sehr wichtig, beliebt zu sein.	
5. Ich schwitze häufig ohne ersichtlichen Grund.	
6. Ich arbeite unter Zeit- und Termindruck.	
7. Ich bin ängstlich und unruhig.	
8. Ich habe keine Lust darauf, mich mit Freunden oder Bekannten zu treffen.	
9. Ich bin sehr bemüht, es allen recht zu machen.	
10. Ich habe Nacken-, Schulter- oder Rückenschmerzen.	
11. Wenn ich morgens aufwache, fühle ich mich wie gerädert.	
12. Ich esse schnell und hastig.	
13. Mein Gedächtnis funktioniert wie ein Schweizer Käse – ich vergesse vieles und kann mir nichts merken.	
14. Ich bin enttäuscht.	
15. Ich kann schlecht abschalten und mich nur ungenügend entspannen.	
16. Ich habe Magen und Verdauungsprobleme.	

17. Ich betreibe keinen Ausgleich zu meiner Arbeit.	
18. Meine Energiereserven sind leer.	
19. Ich sehe keinen Sinn mehr in meiner Arbeit.	
20. Ich leide unter Kopfschmerzen.	
21. Ich zweifle an mir selbst.	
22. Ich habe keine Zeit für Sport oder ein Hobby.	
23. Ich bin antriebslos und kann mich zu nichts mehr aufraffen.	
24. Ich habe Probleme mit meinem Kreislauf (Blutdruck, Puls).	
25. Abends trinke ich ein Glas Rotwein.	
26. Mir ist eigentlich alles zu viel.	
27. Lob und Anerkennung sind mir wichtig.	
28. Ich habe keine Kondition und bin sehr schnell erschöpft.	
29. Mein Wunsch nach Sex ist verringert.	
30. Ich arbeite sehr viel und hart.	
31. Insbesondere nach einem hektischen Arbeitstag fällt es mir schwer, zu Hause loszulassen und mich zu entspannen.	
32. Meine Hände und Füße sind kalt.	
33. Ich bin vergesslich und habe Wortfindungsstörungen.	
34. Tagsüber bin ich oft müde.	
35. Ich denke öfter an Selbstmord.	
36. Ich habe keinen Spaß mehr.	
37. Ich habe wenig Zeit für Freunde, Partnerschaft und die Familie.	
38. Wenn das Telefon klingelt, hebe ich nur widerwillig ab.	
39. Ich habe keine neuen Ideen und fühle mich ohne Schwung.	
40. Ich verspüre eine Gleichgültigkeit bei allem, was ich tue.	
41. Ich leide nachts unter Ein- oder Durchschlafstörungen.	
42. Ich habe eine depressive Grundstimmung.	
43. Meine private und berufliche Situation empfinde ich als ungewiss.	
44. Mein Appetit hat sich verändert.	
45. Ich verzettele mich während der Arbeit.	
46. Mein Herz bereitet mir Sorgen.	
47. Das Neinsagen fällt mir sehr schwer.	
48. Ich spüre keine Lebensfreude mehr und fühle mich innerlich völlig leer.	
49. Meine Nackenmuskulatur ist verhärtet und schmerzt.	
50. Ich bin schlecht organisiert und verliere den Überblick.	
Gesamtpunktezahl:	

Tab. 8: Burnout-Indikator (BI) nach Schröder (2006)

„Die Auswertung:

- **151 – 200 Punkte:**
Es ist höchste Zeit, dass Sie sich mit diesem Thema beschäftigen. Nach Ihrer Selbsteinschätzung sind Sie extrem Burnout-gefährdet oder bereits in einem Burnout-Zustand. Sie sollten sich eine Auszeit nehmen, um Distanz zu Ihren Belastungen zu erhalten. Nehmen Sie Ihre körperlichen Symptome als Alarmsignale, die auf notwendige Veränderungen hinweisen, ernst. Wenden Sie sich am besten an professionelle Hilfe durch einen erfahrenen Burnout-Spezialisten, der Sie bei anstehenden Veränderungen begleitet. Wenn Sie die Symptome als bedrohlich empfinden und/oder die Fragen 35 und 48 mit einer hohen Punktezahl bewertet haben, sollten Sie nicht lange zögern und einen Arzt oder Psychotherapeuten aufsuchen.

- **101 – 150 Punkte:**
Die Auswertung Ihrer Selbsteinschätzung zeigt, dass Sie anfällig für das Burnout-Syndrom sind oder unter Belastungen leiden. Ihre Belastungen und Erwartungen ziehen Ihnen Energie ab und lassen die Alarmleuchte in Ihrer Lebensbatterie aufleuchten. Nutzen Sie eine Auszeit für eine Neuorientierung. Beschäftigen Sie sich mit den sechs Phasen des persönlichen Turnarounds (siehe … [hier in dieser Arbeit Kapitel 3.3.1, S. 128ff.]), den notwendigen Instrumenten, Methoden und Bewältigungsstrategien im Umgang mit Belastungen und Burnout. Übernehmen Sie die Regie in Ihrem Leben, definieren Sie Ihre Lebensvisionen und relativieren Sie Ihre Ansprüche und Erwartungen auf ein Sinn-volles Maß. Überdenken Sie Ihr Selbstmanagement und ordnen Sie die Prioritäten Ihrer Arbeit neu. Wichtig ist, dass Sie eine ausgewogene Balance von Gesundheit, Anspannung und Entspannung in Beruf und im Privatleben aufbauen. Achten Sie auf Ihren Körper und tun Sie wieder Dinge, die Ihnen Spaß machen und Lebenskraft geben. Nehmen Sie die Umstände und sich selber nicht zu ernst und setzen Sie sich nicht zu hohe Ziele. Gehen Sie liebevoll mit sich selbst um und achten Sie darauf, dass sie an sich selbst denken und nicht nur an die anderen.

- **51 – 100 Punkte:**
Nach Ihrer Selbsteinschätzung haben Sie den richtigen Weg in Richtung persönlicher Weiterentwicklung eingeschlagen. Sie kennen Ihre Reaktionen auf Belastungen und Ihr eigenes Anspruchsniveau, haben aber noch Verbesserungspotential. Möglicherweise gibt es Stolpersteine in der Erkennung körperlicher Symptome. Spüren Sie in Ihrem Körper, welche Situationen für Sie anstrengend und belastend sind und wie Sie wann und wo mit welchen körperlichen oder emotionalen Symptomen reagieren. … Ihr körperlicher „Scanner" gibt Ihnen sofort ein Feedback, wie Sie eine Belastungssituation erfahren und erleben, wenn Sie in Ihren Körper lauschen und Ihrem Bauchgefühl trauen. Relativieren Sie Ihre Ansprüche gegenüber sich selbst und anderen. Sorgen Sie gut für sich selbst und für eine gute Balance zwischen Anstrengung bei der Arbeit und dem privaten Ausgleich. Leiten Sie die nächsten Stufen Ihrer Weiterentwicklung ein. Meditation, Yoga, Qigong oder Tai-Chi sind sinnvolle Möglichkeiten, Ihre Gesundheit zu fördern.

- **0 – 50 Punkte:**
Herzlichen Glückwunsch! Ihrer Selbsteinschätzung nach haben Sie einen gesunden Umgang mit Belastungen und Ihren eigenen Erwartungen entwickelt. Demnach besteht für Sie derzeit keine Gefahr, in ein Burnout zu schlittern. Sie kennen sich und Ihre Belastungsreaktionen gut, erkennen die körperlichen Warnzeichen und können adäquat damit umgehen. Ihr Anspruchsniveau ist nicht überzogen und Sie setzen sich realistische Ziele. Mit Belastungen und Herausforderungen des Alltags gehen Sie eigenverant-

wortlich um und lassen sich nicht durch Hektik und Belastungen bremsen. Sie sind auf dem besten Weg, achtsam und mit der notwendigen Distanz mit Belastungen und sich selbst umzugehen. Sie schaffen es, ein gesundes Verhältnis zwischen Privatem und Arbeit zu leben. Mit einer guten Anbindung an Ihr Körpergefühl und einer guten Präsenz können Sie mit Ihrer Energie hervorragend haushalten. Weiter so!

Wenn Sie bei sich psychosomatische Beschwerden und Erkrankungen wie zum Beispiel Übelkeit, Magenschmerzen, Durchfall, Kloß-im-Hals-Gefühl oder Rückenschmerzen feststellen, sollten diese Symptome auf jeden Fall medizinisch abgeklärt werden, um ernsthafte Erkrankungen ausschließen zu können." (Schröder, 2006, S. 33ff.)

Schröder geht bei einer Zahl von über 50 Punkten von der Diagnostik fließend in eine Verhaltensberatung über.

1.5.5 *Niederösterreichischer Selbsttest Burnout* (Nö-SB)

R. Goiser stellte im Jänner 2007 in seinem Artikel *„Diagnose: Ausgebrannt"* im Gesundheits-magazin des Landes Niederösterreich nachfolgenden Burnout-Selbsttest vor:

„Dieser Fragebogen ist eine Orientierungshilfe, um die eigene Stress-Situation besser einschätzen zu können. Für das Ergebnis ist es wichtig, dass Sie nur nach Ihrem ersten Impuls gehen und Ihre Antworten spontan und unverfälscht geben." (Goiser, 2007, S. 21)

Teilen Sie den in folgendem Fragebogen formulierten Aussagen einen Punktewert nach der integrierten Ablehnungs- bzw. Zustimmungsskala zu und addieren Sie am Schluss die Punkte. Die Auswertung finden Sie auf der nächsten Seite.

Wie stark treffen für Sie die folgenden Aussagen nicht zu bzw. zu?	
Die Aussage = 1 2 3 4 5	
trifft nicht zu trifft selten zu trifft teilweise zu trifft häufig zu trifft zu	
1. Alles in allem herrscht in meinem Leben zu viel Stress.	14. Alkohol hilft mir, mich zu entspannen.
2. Ich habe das Gefühl, zu viel Verantwortung zu tragen.	15. Es fällt mir schwer, Verantwortung aus der Hand zu geben.
3. Ich bin nervös und ängstlich.	16. „Das geht schon noch", beruhige ich mich immer wieder selbst.
4. Für private Kontakte und Freizeitaktivitäten habe ich oft zu wenig Zeit.	17. Ich bin leicht erregbar und ruhelos.
5. Ich empfinde die Belastung im Job als außerordentlich hoch.	18. Ich erwische mich dabei, zynisch und sarkastisch zu sein.
6. Ich bin oft müde und erschöpft.	19. Andere beklagen meine pessimistische Einstellung.
7. Ich habe das Gefühl, nicht immer für die anderen da sein zu können.	20. Im Laufe der Zeit habe ich meine Wünsche und Träume aus den Augen verloren.
8. Krank werde ich meist nur, wenn ich ein paar Tage frei habe.	21. Wenn ich am Abend nach Hause komme, fühle ich mich leer und ausgepumpt.
9. In meinem Job muss ich mit Enttäuschungen rechnen.	22. Ich habe das Gefühl, im Regen stehen gelassen zu werden.
10. Eigentlich macht mir das, was ich tue, nicht mehr richtig Freude.	23. Manchmal überkommt mich eine grundlose Angst.
11. Ich tue mir schwer dabei, Entscheidungen zu treffen.	24. Meine Arbeit verschafft mir keine Befriedigung mehr.
12. Ich habe Schlafprobleme.	25. Ich hätte große Lust, mich einfach aus dem Staub zu machen.
13. Was man nicht selbst macht, wird nicht gut genug.	**Punktesumme**

Tab. 9: Niederösterreichischer Selbsttest BURNOUT (vgl. Goiser in „Gesund + Leben in NÖ", 01/2007, S. 21)

Zur Auswertung des Burnout-Tests schreibt Goiser:

„Unter 36 Punkte und/oder max. zwei Fragen mit „Trifft zu" beantwortet
Geringes Burnout-Risiko. Sie grenzen sich ausreichend ab und bewältigen Ihre Aufgaben gut, ohne sich allzu sehr zu verausgaben. Damit das auch so bleibt, sehen Sie sich die Fragen noch einmal an, bei denen Sie die meisten Punkte vergeben haben, und überlegen Sie, wo bei diesen Fragestellungen in Ihrem Leben Verbesserungen möglich wären.

37–72 Punkte und/oder drei bis sechs Fragen mit „Trifft zu" beantwortet
Beginnende Burnout-Situation. Sie sind motiviert und engagiert, aber das Leben hält sich nicht immer an Ihre Pläne. Im Alltag wissen Sie nicht immer, wo Sie Ihre Grenzen ziehen sollten, um sich nicht zu sehr zu verausgaben. Gehen Sie bewusst mit der Problematik um und scheuen Sie nicht, sich bei Experten Rat oder Hilfe zu holen.

Mehr als 72 Punkte und/oder mehr als sechs Fragen mit „Trifft zu" beantwortet
Achtung, hohe Burnout-Gefahr! Wenn Sie oft erschöpft oder antriebslos sind und wenn Ihre alltäglichen Aufgaben Sie stark belasten, müssen Sie sich damit nicht abfinden. Mit professioneller Hilfe lassen sich Burnout-Erkrankungen heute gut behandeln. Ihr Hausarzt überweist Sie gern an einen Experten." (Goiser, 2007, S. 20)

1.5.6 *Differentielles Burnout-Diagnoseinstrument* (**DBDI**)

Wir gehen hier zunächst von der Vorstellung aus, dass Burnout nicht gleich Burnout ist, d. h. dass auch innerhalb des Auftretens von Burnout vor allem im Hinblick auf das Fortschreiten des Prozesses symptomatisch nicht nur quantitativ (also von weniger zu mehr Symptomausprägung), sondern auch qualitativ (also welche Symptome zu welchem Zeitpunkt) differenziert werden muss. Wir wollen hier nun ein *differentielles Burnout-Diagnoseinstrument* vorstellen, mit dem Burnout in seinem momentanen Ausprägungsgrad sowohl quantitativ als auch qualitativ erfasst werden kann.

Nach Goiser (2007) verläuft der Burnout-Prozess in fünf Schritten oder Stadien ab, welche sich durch unterschiedliche Symptombündel voneinander unterscheiden (s. Kap. 1.3.3.2, S. 34f.):

1. Vorstufen
2. Warnsignale
3. Frühstadium
4. Fortgeschrittenes Stadium
5. Voll ausgeprägtes Burnout

Mit folgendem Screening können Sie sich grob orientieren, ob Sie bereits Richtung Burnout unterwegs sind und in welchem Stadium Sie sich befinden. Ordnen Sie dazu den im Fragebogen auf der nächsten Seite aufgelisteten Aussagen einen Ablehnungs- bzw.

Zustimmungswert entsprechend der integrierten Skala zu. Füllen Sie den Bogen zügig aus, indem Sie jeweils Ihrem ersten Impuls folgen und keine Bewertungsvergleiche anstellen.

Differentielles Burnout-Diagnoseinstrument (DBDI)

Wie häufig treffen für Sie die folgenden Aussagen zu?						
Die Aussage trifft = 0 nicht zu	1 sehr selten zu	2 selten zu	3 öfter zu	4 häufig zu	5 sehr häufig zu	
1. Ich engagiere mich beruflich so stark, dass nur wenig oder keine Freizeit übrig bleibt.						
2. Ich habe resigniert.						
3. Ich habe Angst.						
4. Ich muss mich bei der Bewältigung der Arbeit mehr anstrengen.						
5. Ich fühle mich innerlich leer und die alltäglichen Aktivitäten erscheinen mir sinnlos.						
6. Ich langweile mich.						
7. Ich will Erfolg haben und möchte, dass alles perfekt abläuft.						
8. Ich habe keine Zeit für private Interessen.						
9. Ich bin von meiner Lebenseinstellung her ein Zyniker.						
10. Ich bin aufgrund von Infekten (z. B. grippalen Erkrankungen) plötzlich in längeren Krankenständen.						
11. Ich fühle mich in der Freizeit leer und unausgeglichen.						
12. Ich neige zu häufigeren Rückenbeschwerden.						
13. Ich mache mehr Fehler.						
14. Ich bin auch bei Tätigkeiten, die mir bisher Freude machten, lust- und interesselos.						
15. Ich bin frustriert, alles ist sinnlos.						
16. Ich fühle mich schwach und hilflos.						
17. Ich kann mich kaum mehr über etwas ärgern oder freuen.						
18. Ich komme kaum mehr zu meinen Hobbys.						
19. Ich habe Schwierigkeiten, mich zu erholen, und leide deshalb an körperlichen Problemen (Kopf- *oder* Rückenschmerzen *oder* Schwindel *oder* Blutdruckinstabilität *oder* Schwäche …)						
20. Ich neige zu oberflächlichen Vergnügungen.						
21. Ich vernachlässige persönliche Beziehungen.						
22. Ich fühle fast nichts mehr, alles ist mir egal.						
23. Ich kann in meinem Beruf fast keine Leistung mehr bringen.						
24. Ich kann mich im Urlaub nicht mehr erholen.						
25. Ich neige zu vermehrtem Genussmittelkonsum (Alkohol *oder* Nikotin *oder* Kaffee etc.).						

Tab. 10: Differentielles Burnout-Diagnoseinstrument (DBDI)

Die Auswertung finden Sie auf der nächsten Seite.

Auswertung:

Summieren Sie die Werte folgender Items:

1 ☐ + 7 ☐ + 8 ☐ + 18 ☐ + 21 ☐ = **(A)** = ☐

3 ☐ + 6 ☐ + 9 ☐ + 11 ☐ +19 ☐ = **(B)** = ☐

5 ☐ +10 ☐ + 12 ☐ + 20 ☐ + 25 ☐ = **(C)** = ☐

4 ☐ +13 ☐ + 14 ☐ + 17 ☐ + 24 ☐ = **(D)** = ☐

2 ☐ +15 ☐ + 16 ☐ + 22 ☐ + 23 ☐ = **(E)** = ☐

Das Ergebnis ist ein Burnout-Symptomprofil, welches über Burnout-Vorhandenheit und -Fortschritt annäherungsweise Auskunft gibt:

Summe (A)   entspricht   1. Vorstufen,

Summe (B)   entspricht   2. Warnsignale,

Summe (C)   entspricht   3. Frühstadium,

Summe (D)   entspricht   4. Fortgeschrittenes Stadium und

Summe (E)   entspricht   5. Voll ausgeprägtes Burnout.

Sie befinden sich in jenem Stadium, wo der höchste Wert erreicht wurde, wenn dieser größer als 9 ist. Haben Sie aber in einem weiteren Stadium oder in mehreren weiteren Stadien ebenfalls einen Wert über 9 erreicht, sind Sie in jenem, wo Sie sich am häufigsten für den Wert 5 entschieden haben (Maximalwert pro Stadium = 25).

Wir sehen, dass neben den Symptomen jenes Stadiums, welches wegen der höchsten Symptomausprägung als Leitstadium angesehen werden kann, auch Symptome anderer Stadien eine Rolle spielen.

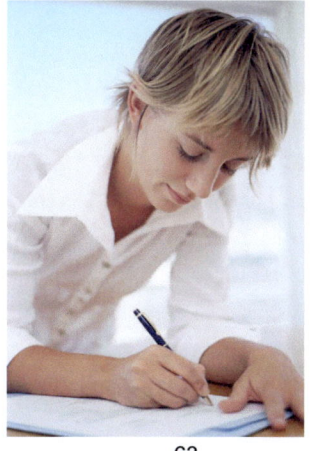

Abb. 17:
Ausfüllen eines Diagnosebogens

1.6 Krankheitsstatus

Ist „Burnout" nun eine Krankheit oder nicht? Erinnern wir uns an die Einleitung: Das Arbeitsleben oder, in Erweiterung, das Leben an sich schafft vielen Menschen offensichtlich Leid. Nicht jedes Leid ist aber eine Krankheit. Es lautet zwar ein alter Spruch „Was ständig kränkt, macht mit der Zeit krank!", aber eine Kränkung an sich ist zunächst noch keine Krankheit. Wenn aber durch laufende Kränkungen und ständiges Leid das körperliche und/oder seelisch-geistige und/oder soziale Wohlbefinden offensichtlich verloren geht bzw. bereits verloren gegangen ist, dann mag es, mit Blick auf die WHO-Definition von Gesundheit, wohl erlaubt sein, anzunehmen, dass der/die Betroffene nicht mehr gesund ist. Wenn er/sie aber nicht mehr gesund ist, ist er/sie dann krank? Dies lässt unseres Erachtens die WHO-Definition bei genauerer Betrachtung insofern offen, als sie Gesundheit nicht nur als ein Freisein von Krankheit, sondern eben als körperliches, seelisch-geistiges und soziales Wohlbefinden beschreibt. Es kann demnach durchaus jemand frei von Krankheit, aber trotzdem nicht gesund sein.

Wir nehmen also an, dass die Begriffe „Gesundheit" und „Krankheit" nicht dem Null-Eins-Schema zweiwertiger Logik folgen, und dass dieses Gesundheit definierende Wohlbefinden entweder ein überaus labiler Zustand oder vielleicht viel eher ein persönlicher Prozess zur Bewältigung einer ganz persönlichen Aufgabe ist. Es gibt von Natur aus keine scharfe Grenze, ab wann jemand den Bereich seiner Gesundheit bereits verlassen hat. Auch ist es von Natur aus nicht klar, in welchem Bereich er/sie sich dann befindet. „Nicht gesund" ist nicht gleichbedeutend mit „krank". Sowohl Krankwerdungs- als auch Gesundungsprozesse sind *qualitativ-quantitativ* (und nicht einseitig) zu verstehen. Wir wollen aber hier die philosophische Reflexion nicht ins Uferlose treiben, sondern möchten für Interessierte auf Bernhard Hölzls Artikel „Was ist Gesundheit? – Einige ideologie-kritische Überlegungen zur alltagssprachlichen Verwendung eines scheinbar harmlosen Begriffs im Spannungsfeld zwischen Ethik und Metaphysik" verweisen (siehe Hölzl, 2003).

Da „Burnout" weder in der jüngsten Ausgabe des DSM-IV (*Diagnostic and Statistical Manual of Mental Disorders* der *American Psychiatric Association*) noch im entsprechenden internationalen Verzeichnis, der ICD-10 (*International Classification of Diseases* der WHO) aufgeführt ist, stellt es im Sinne der kanonisierten medizinischen Definitionen keine Krankheit dar. Der Begriff wird jedoch im Abschnitt Z-73.0 „Ausgebranntsein, Burnout, Zustand der totalen Erschöpfung" unter der Überschrift „Faktoren, die den Gesundheitszustand beeinflussen und zur Inanspruchnahme des Gesundheitswesens führen" im Kapitel XXI der ICD-10 erwähnt (s. WHO, 2007). Es scheint aber noch *nicht hinreichend* geklärt zu sein, ob eine Beeinflussung durch Burnout tatsächlich in solchem Ausmaß stattfindet, dass von einer

Krankheit gesprochen werden kann. (Vgl. Mederka: http://hilfe-bei-burnout.de, Krankheitsstatus, 27.08. 2007)

Die Diagnose „Burnout" wird mit Hilfe einer ausführlichen Anamnese und der fehlenden objektiv feststellbaren Grunderkrankung gestellt. In der medizinischen Fachwelt gibt es verschiedene Krankheitsbilder mit einer ähnlichen Symptomatik. In der Psychiatrie kennt man z. B. die so genannte „Neurasthenie", einen Zustand anhaltender übersteigerter Müdigkeit und Erschöpfung, das „chemische Hypersensitivitätssyndrom" (Multiple Chemische Sensitivität = MCS) und das „Chronic Fatigue Syndrom" (CFS), im Deutschen „chronisches Müdigkeitssyndrom" genannt, bei dem eine chronische Müdigkeit mit körperlichen Beschwerden wie Halsschmerzen verbunden ist. Voraussetzung für die Diagnose CFS ist eine Dauer der Beschwerden von mindestens 6 Monaten. (Vgl. Mederka: http://hilfe-bei-burnout.de, Krankheitsstatus, 27.08.2007)

2003 meinte Rösing, dass Burnout noch kein offizieller Status als medizinische Kategorie zukommt und „in unserer Kultur [...] noch unendlich davon entfernt [ist], eine ‚legitime' Belastungsstörung zu sein, die auf mehr Anspruch hätte als auf die Empfehlung »Mach doch mal Ferien!«" (Rösing, 2003, S. 90).

Heute kann von einer unendlichen Entfernung der offiziellen Anerkennung von Burnout als legitime Belastungsstörung mit Krankheitswert nicht mehr die Rede sein, wie der Artikel *„Diagnose: Ausgebrannt"* von Goiser im Gesundheitsmagazin des Landes Niederösterreich (01/2007) zeigt, auch wenn Andreas Remmel, der Leiter des Psychosomatischen Zentrums Waldviertel in Eggenburg, im abgedruckten Interview (S. 22) den Begriff selbst noch nicht verwendet.

Es ist anzunehmen, dass Burnout in Zukunft noch mehr Raum und Zeit zur Entfaltung vorfinden wird. Vor allem in westlich orientierten Gesellschaften wird es viele aufgrund zunehmender Lebenserwartung und damit einhergehender Anhebung des Rentenalters bei gleichzeitig anhaltender Idealisierung eines alles, auch das Arbeits- und Berufsleben, an- und aufheizenden,

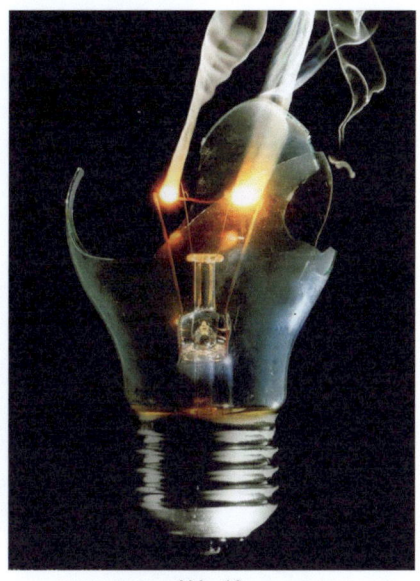

Abb. 18:
Diagnose: Ausgebrannt
(Aus: NÖ Landeskliniken-Holding,
2007, S. 19)

infantilen Fun-, Event- und Jugendlichkeitswahns treffen. Im Entfachen und Aufrechterhalten

65

eines verzehrend lodernden Feuers im Arbeits- und Berufsleben, oftmals aber auch im ganzen übrigen Leben, verbrennt mehr oder weniger schnell die Würde menschlichen Alterns. Und zurück bleiben im Extremfall die Ruinen eines möglicherweise zu hellen und zu hitzigen Lebens.

Es dürfte absehbar sein, dass „Burnout" eher früher als später auch in die großen Klassifikationsmanuale für Krankheiten entsprechend anerkannt Aufnahme findet.

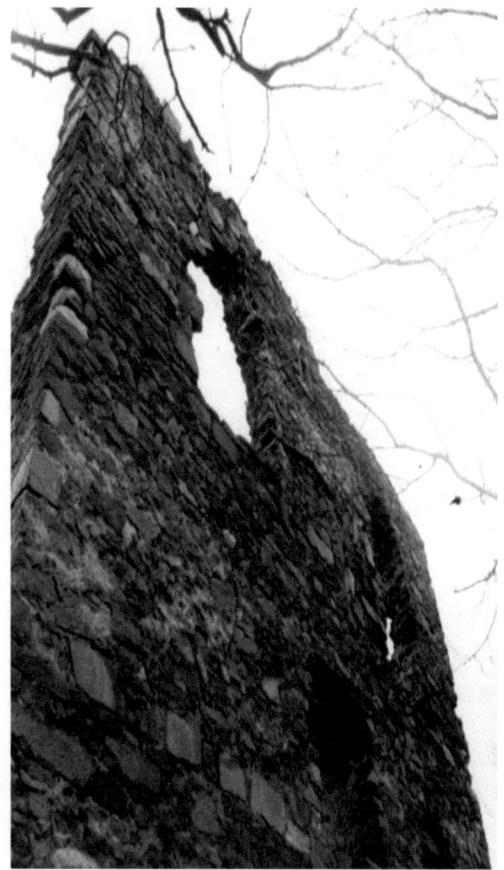

Abb. 19:
Im Extremfall ruiniert Burnout ganze Lebensgebäude

2 Was ist Qi Gong bzw. Shaolin-Qi Gong?

Dieses Kapitel orientiert sich vor allem an Ausführungen von Egger/Zwick/YongChuan/ Knoll (2006), Shaolin Österreich (2006 und 2007) und Urach (2006 und 2007).

2.1 Was bedeutet „Qi Gong"?

2.1.1 Unübersetzbarkeit von „Qi"

Qi Gong, auch bekannt unter dem Namen Ch'i Kung, bedeutet in der wörtlichen Übersetzung *„Bearbeitung des Qi"* oder *„Kultur der vitalen Energie"*. Weitere Übersetzungsmöglichkeiten sind *„Fertigkeit im Um-gang mit Qi"* oder *„Lenkung des Qi"*. Qi lässt sich unter anderem mit *„Atem"*,

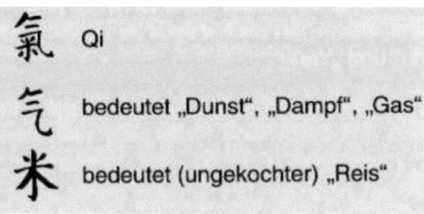

Abb. 20: Das Zeichen für Qi
(Aus: Maciocia, 1997a, S. 39)

„Dampf", *„Hauch"*, *„Temperatur"*, *„Kraft"* oder *„Energie"* übersetzen. Das gleiche Schriftzeichen wurde früher auch für *„Sonne"* oder *„Feuer"* verwendet und stand zeitweise auch für *„Reis"*, da dieser, wenn er gekocht wird, einen angenehmen Dampf, eben seine Energie, freisetzt.

Da Qi weder Materie noch Energie darstellt und eine genaue Definition in der chinesischen Medizin auch nicht vorgenommen wird, stellt eine Übersetzung stets nur einen unvollständigen Teilaspekt dar. In keinem der berühmten Klassiker Chinas werden Spekulationen über Form oder Aussehen angestellt. Man versteht in China Qi allein durch sein Wirken. Es scheint daher angebracht, auf eine Übersetzung sowohl des Wortes „Qi" als auch des Begriffs „Qi Gong" zu verzichten, zumal deren ungefähre Bedeutung auch hier in Europa immer mehr bekannt wird.

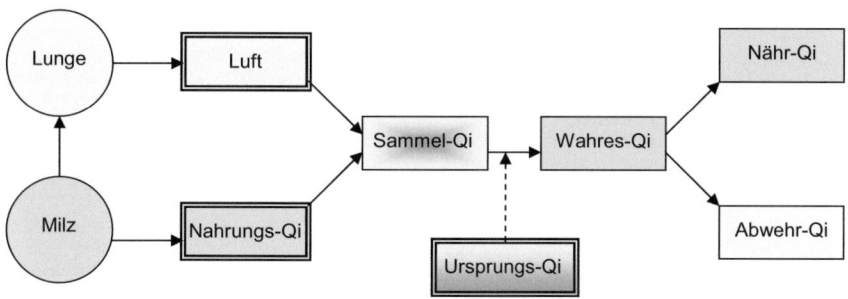

Abb. 21: Herkunft des Qi
(Vgl: Maciocia, 1997a, S. 49)

2.1.2 Beschreibung und Einteilung von „Qi Gong"

Qi Gong bezeichnet ein System, das Übungen zur Stärkung, Gesunderhaltung und Lenkung des Qi beinhaltet, und wurzelt in der Philosophie des *Taoismus*[1]. Gemäß der chinesischen Medizin gibt es drei Arten von Qi-Quellen (s. Abb. 12 auf der Vorseite):

1. Yuan Qi (*Ur-Qi*), das von den Eltern übertragene sozusagen geerbte Qi,

2. Gu Qi (*Nahrungs-Qi*), welches der Mensch mit der Nahrung aufnimmt, und

3. Kong Qi (*Luft-Qi*), das aus der Luft gewonnen wird.

Qi Gong kennt drei Säulen:

1. die Atmung,
   die sich unterteilen lässt in *„Jing Gong"* und *„Dong Gong"*,

2. die Bewegungsübungen (*Dao Yin*)
und

3. die Ernährung (*Chang Ming*).

Das Qi Gong lässt sich mehrfach unterteilen.

Zunächst in die Begriffe

- „Nei Gong"

und

- „Wai Gong",

wobei „Nei Gong" *„innere Übungen"*, also die innere Bewegung des Qi, und „Wai Gong" die *„äußeren Übungen"*, also die körperliche Arbeit mit dem Qi, bezeichnet. Für *Nei Gong* wird oft

---

[1] **Tao**: chines. *Bahn, Weg*, ist ein grundlegender Begriff der chinesischen Philosophie und bezeichnet im *Taoismus* das alle Erscheinungen bestimmende *Weltgesetz*, den *Welturgrund*. Es ist nicht mit dem Verstand, nur in mystischer Versenkung erfassbar. Im *Konfuzianismus* hat Tao auch ethische Bedeutung (z. B. *Tao des Herrschers* als Inbegriff fürstlichen Verhaltens).
Taoismus ist eine *philosophische Lehre* und *Religion* in China.
Der *philosophische Taoismus* ist eine im 4. und 3. Jh. v. Chr. entstandene Richtung der chinesischen Philosophie, deren klassische Bücher (→ *Lao-tse, Tschuang-tse*) vom Weltgrund, dem *Tao*, handeln.
Der *religiöse Taoismus*, eine weit in vorchristliche Zeit zurückreichende Religionsform mit Göttern und Geistern, Exorzismus und Wahrsagerei, besaß spätestens seit dem 2. Jh. n. Chr. feste Kultformen, Gemeinden und ein Mönchswesen, oft in Wettbewerb mit dem gleichzeitig aufkommenden Buddhismus.
Der *philosophische Taoismus* lebte in der Oberschicht bis in die Neuzeit fort, die *taoistische Religion* hatte im 7. Jh. n. Chr. ihren Höhepunkt überschritten. Mit ihr hat der heutige *Vulgär-Taoismus* wenig gemein. Er ist ein synkretistischer Volksglaube, in dem noch einige alte Götter und Heilige fortleben.
(Vgl. DER NEUE BROCKHAUS, Lexikon und Wörterbuch in fünf Bänden und einem Atlas; Band 5: Sie-Z, Wiesbaden: F. A. Brockhaus, 1975, S. 219)

auch der Ausdruck *„Jing Gong", Ruhe-Übungen*, die fast ohne Körperbewegung ausgeführt werden, und für *Wai Gong* wird oft der Ausdruck *„Dong Gong", bewegte Übungen*, verwendet.

Eine dritte Form des Qi Gong ist das „Ying Gong", das vor allem von Kämpfern zur Abhärtung geübt wird und oft zu kaum erklärbaren Leistungen führt.

Nach der jeweiligen philosophischer Ausrichtung kann man Qi Gong in die konfuzianische Schule (*Rujia*), die taoistische Schule (*Daojia*) und die buddhistische Schule (*Fojia*) unterteilen, wobei heutzutage sowohl in der praktischen Anwendung als auch im Ziel zwischen den einzelnen Richtungen selbst für Fachleute kaum noch Unterschiede bestehen.

Eine weitere Unterteilungsmöglichkeit wäre in die medizinische Richtung, *„Yijia"*, die das Qi Gong vorwiegend unter Gesundheitsaspekten sieht, und die Richtung, die das Qi Gong vor allem unter dem Aspekt der Kampfkünste betreibt, *„Wujia"*.

Weiters kann Qi Gong noch nach der im Vordergrund stehenden Methodik unterteilt werden, zum einen in die „Schule der Stille" (*Jing-Zuo-Pai*), in der vor allem die Meditation betont wird, zum anderen in die „Schule der bewussten Atmung" (*Tuna-Pai*), die vor allem mit Atemtechnik und Atemführung arbeitet, und letztendlich noch in die *„Schule der inneren Alchemie"* (*Lian-Dan-Pai*), die sich vorwiegend auf die Lenkung des Qi konzentriert.

2.2 Geschichte des Qi Gong:

So wie die chinesische Kultur zu den ältesten Kulturen der Menschheitsgeschichte gehört, so hat auch die Medizin in China eine für den Westen oft unfassbar lange Tradition. Qi Gong-Übungen sind aus der Zeit um ca. 2700 bis 2500 v. Chr. bekannt. Erste Aufzeichnungen gehen auf den legendären Gelben Kaiser zurück. Auf die Zeit der Zhou-Dynastie (1100 – 771 v. Chr.) gehen Bronzetafeln zurück, auf denen Qi Gong-Übungen beschrieben sind. Früher bezeichnete man Qi Gong auch als Yang Xing (*das Lebensprinzip nähren*). Ca. 600 v. Chr. haben chinesische Ärzte Qi Gong erstmals nachweislich in ihre therapeutische Praxis einbezogen.

Konzept und Grundlage des Qi Gong entstanden vermutlich zur gleichen Zeit wie die Theorie von *Yin und Yang*, *Wu Chi und Qi*. Gleichzeitig entstand die Theorie der 3 Kräfte: *Himmel* (Tian), *Erde* (Di) und *Mensch* (Ren). Die Beziehung dieser drei Kräfte untereinander ist einer der Hauptaspekte des Qi Gong.

In der Zeit zwischen 200 und 400 n. Chr. kam der Buddhismus nach China. Er nahm die taoistische Qi-Gong-Theorie auf und bereicherte sie um die buddhistisch-indische Tradition. Zu dieser Zeit wurde in fast allen buddhistischen und taoistischen Schulen Qi Gong gelehrt.

Der Sinn des Qi Gong war nicht mehr auf seine rein medizinische Wirkung beschränkt, sondern man strebte mit seiner Hilfe auch den Pfad der Erleuchtung an. Es wandelte sich also zu einem System, welches nun auf Körper, Seele und Geist wirkte.

In der Zeit zwischen 490 und 520 n. Chr. erreichte Bodhidharma, der 28. Patriarch des Buddhismus, China. Er entwickelte im Shaolin-Kloster den *Chan-Buddhismus* und begründete das kriegerisch orientierte Qi Gong der Shaolin (*Shaolin Nei Gong*). Das *buddhistische* und das *taoistische Qi Gong* vermischten sich so stark, dass sie heute kaum noch zu unterscheiden, geschweige denn zu trennen sind. Sinn der Shaolin-Übungen ist die Vermittlung von mentaler und körperlicher Stärke, Harmonie und Gesundheit.

Während der Zeit der *Song-Dynastie* (960 – 1279 n. Chr.) wurden in die Kampfsysteme von Shaolin immer mehr Qi Gong eingebaut und schließlich die gesamten Kampfkünste fast vollständig auf den alten Qi-Gong-Systemen aufgebaut.

Einen weiteren großen Einfluss auf das Qi Gong hatte auch der im Shaolin-Kloster ausgebildete General *Yue Fei* (1103 – 1142), der das Baduanjin entwickelte.

Während der Zeit der *Ming-Dynastie* (1368 – 1644 n. Chr.) und *Qing-Dynastie* (1644 – 1911 n. Chr.) erfreute sich das Qi Gong in ganz China größter Popularität. Erst mit dem Opiumkrieg (1840 n. Chr.) ging mit der Beliebtheit der Kampfkünste auch die der alten chinesischen Medizin und damit auch die des Qi Gong zurück.

Während der Zeit der Kulturrevolution (1966 – 1967) mussten viele Qi-Gong-Meister unter dem Druck der Verfolgung ins Ausland fliehen. Seit deren Ende erlebt die chinesische Medizin wieder einen starken Aufstieg und einen immer größeren Zulauf, auch im Westen (Europa, USA), und wird in China selbst gleichberechtigt neben der westlichen praktiziert.

2.3 Die Stile des Qi Gong

Im Laufe der Jahrhunderte haben sich im Qi Gong viele hundert verschiedene Stile gebildet. Da eine ausführliche Erläuterung jedes Stils praktisch unmöglich ist, sollen hier nur einige der bekanntesten Beispiele genannt werden:

- Ba Duan Jin (8 Brokate)
- Baihe Qi Gong (Weißer Kranich Qi Gong)
- Chanmi Qi Gong (geheimes Chan Qi Gong)
- Jing Luo Qi Gong (Meridian Qi Gong)
- Yi Jin Jing Qi Gong (Transformation der Muskeln, Sehen und Bänder)
- Xi Sui Jing Qi Gong (Knochenmarkwäsche)

- Shaolin Nei Gong (innere Übung im Shaolin)
- Taiji Qi Gong
- Tiebushan (Eisenhemd Qi Gong)
- Waiqi Liaofa (medizinisches Qi Gong)
- Wuqinxi (5 Tierformen des Huo Tou)

Allen Qi Gong-Formen ist es aber gemein, dass sie Atmung, geistige Konzentration und Bewegung miteinander kombinieren. Durch langsame, fließende Bewegungsabläufe, tiefe Atmung und innere Sammlung (Vorstellungskraft) werden die entscheidenden Körperenergien reguliert und harmonisiert. Der Übende versucht zunächst das Qi wahrzunehmen, es zu aktivieren und es mittels Vorstellungskraft durch den Körper in bestimmte Organe oder Körperbereiche zu leiten. So können Energieblockaden aufgelöst werden.

Regelmäßiges Qi Gong verbessert das Wohlbefinden und stärkt die Immunabwehr. Man hat mehr Energie, fühlt sich einfach wohler und kann den Alltagsstress leichter bewältigen. Ziel ist das Erreichen von innerer Ruhe und Gelassenheit aus eigener Kraft. Qi Gong ist ein Weg zu einem harmonischen ausgeglichenen Zustand.

2.4 Gründung und Geschichte des Shaolin-Klosters und des Chan-Buddhismus

Die Gründung des Shaolin-Klosters erfolgte im Jahre 495 n. Chr. durch den indischen Mönch *Ba Tuo* im Songshan-Gebirge in der Provinz Henan auf Befehl des Kaisers der Nördlichen Wei-Dynastie *Xiaowen*. Es liegt somit im chinesischen Kernland, wo *Ba Tuo* sich mit der Übersetzung buddhistischer Schriften beschäftigte. Die Gründung ist in den ältesten chinesischen Quellen dokumentiert.

Der Name „Shao-Lin" kommt aus dem Chinesischen und setzt sich zusammen aus *"shào"*, *wenig/klein*, und *"lín"*, *Wald*. „Shao-Lin" bedeutet frei übersetzt also: *wenig/ kleiner Wald*. Man nannte den Tempel so, weil der Wald, in dem er steht, am Anfang relativ jung und daher klein war.

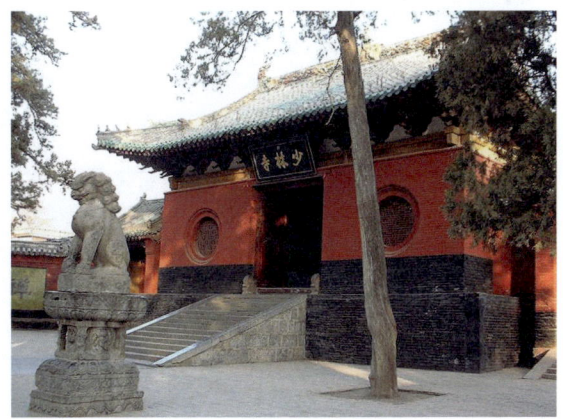

Abb. 22:
Der Shaolin-Tempel
am Fuß des Heiligen Berges Songshan

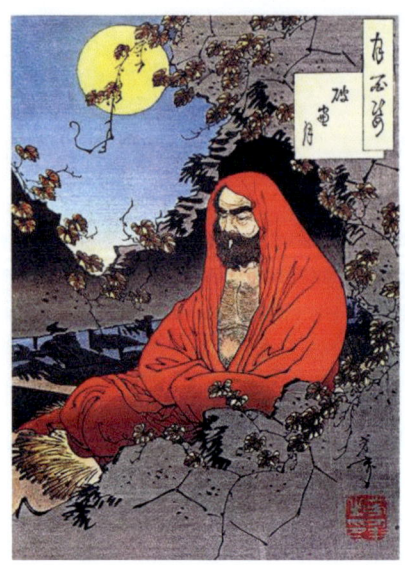

Die Geschichte des *Shaolin-Klosters* wurde wesentlich von *Bodhidharma*, einem indischen Mönch, beeinflusst. *Bodhidharma*[2] wurde um 440 n. Chr. in der Nähe von *Madras* (Südostindien) geboren und ist um 528 n. Chr. in China gestorben. Er war der 28. Nachfolger Buddhas. Seine Historizität gilt zwar als teilweise gesichert, jedoch liegen die historischen Einzelheiten seiner Legende im Dunklen, da sie erst einige Jahrhunderte nach ihm entstand und immer weiter ausgeschmückt wurde.

Er war der 3. Sohn von König *Sughanda*, Mitglied der *Kshatriya-Kaste*[3] und *buddhistischer Mönch*. In China nennt man ihn *Damo* (*Ta-Mo*) und in Japan *Durma. Bodhidharma* war in Staatskunde, höfischer Etikette, den buddhistischen Lehren und im

Abb. 23:
BODHIDHARMA (440 – 528 n. Chr.)

Vajramushti[4] ausgebildet. Letzteres ist eine *indische Kampfform*, die das spätere *Shaolin-Kung Fu* wesentlich beeinflusste.

480 n. Chr. verließ er seine indische Heimat per Schiff und begab sich nach China, überquerte den Himalaya in die nördlichen Provinzen, wanderte nach Südchina und dann an den Kaiserhof der *Liang-Dynastie*. Anschließend ließ er sich 523 n. Chr. wieder im Norden in der Provinz Henan nieder. Hier befand sich in den *Songshan-Bergen* das heute sagenumwobene *Shaolin-Kloster*, in dem er *der Legende nach eine vom Mahayana-Buddhismus abgeleitete Philosophie der Selbstbetrachtung lehrte*, den *Chan-Buddhismus* (kor. *Son*, viet. *Thien*, jap. *Zen*). Historisch gesehen ist jedoch nichts über die Meditationsart des Bodhidharma bekannt.

Berichten zufolge hat er neun Jahre lang über dem Kloster meditiert, ehe er Erleuchtung erlangte. Aufgrund seiner eigenen Meditations-Praxis begründete er dann im Shaolin-Kloster den *Chan-Buddhismus*, dessen erster Patriarch er wurde. Der Name *„Chan"* kann als *„Meditation"* oder *„Versenkung"* übersetzt werden. Charakteristisch für den *Chan-Buddhismus* ist der Gedanke, dass Erleuchtung durch Versenkung und Meditation erreicht werden kann und man dadurch plötzlich und intuitiv das eigene innerste *Buddha-Wesen* erkennt.

---

[2] ***Bodhidharma***: chin. *Pútídámó*, jap. *Bodai-Daruma* oder *Daruma*.
[3] ***Kshatriya*** (Sanskrit: Krieger) ist im indischen Kastensystem die Bezeichnung des zweiten Standes (Varna), der aus Kriegern, Fürsten und Königen (Raja) besteht.
[4] ***Vajramushti***: 10. Jh. v. Chr. aus einer Brahmanenkaste aus dem Osten Indiens stammende Kampfform.

Chan (jap. *Zen*) ist eine Form des *Mahayana-Buddhismus*, die sich auch mit *taoistischem* und *konfuzianistischem Gedankengut* anreicherte. Chinesisches Denken und indische Philosophie flossen ineinander und entwickelten sich zu einer eigenen geistigen Disziplin, die vor allem die praktischen Aspekte des Buddhismus betonte. Übung und persönliche Erfahrung werden über das Studium von Schriften gestellt.

Als Ausgleich zum stundenlangen sitzenden Meditieren entwickelte *Bodhidharma* für die Shaolin-Mönche *Körperübungen*. Da er nicht nur Mönch, sondern ebenso Krieger war, hatten diese Übungen teilweise einen sehr kämpferischen Charakter (*Shaolin-Kung Fu*). Auch in der Kampfkunst liegt das Hauptgewicht auf praktischer Übung und Lenkung des Geistes durch den Geist (*Shen lenkt Qi*).

Bodhidharma verfasste *zwei Sutras* (*Leitfäden*) – *Yi-jin-jing* und *Xi-sui-jing*. Die *Yi-jin-jing-Übungen* – bekannt als SHAOLIN-Qi Gong – dienen zur *Lockerung* und *Gesunderhaltung des Körpers* und ermöglichen in Kombination mit *Atemtechniken* die *Lenkung des Qi*. *Xi-sui-jing* beinhaltet geistige Übungen, um das Qi zu steuern, und wurde bis vor wenigen Jahren noch streng geheim gehalten. Es erfordert jahrelange, wenn nicht jahrzehntelange Übung. Darüber hinaus werden *Bodhidharma 18 Grundübungen* zugeschrieben, die zur Basis des *Shaolin-Kung Fu* wurden. Ebenfalls erhalten blieb die *Taolu* (*Dao*; jap. *„Kata"*: Form, Stil, Muster) *Shiba-louhan-shou* (*Die 18 Hände der Lohans*[5] / *18 alte Männer / die 18 Schüler Buddhas*), die direkt auf *Bodhidharma* zurückgeführt wird. Ergänzend zu diesen Übungen führte er das *Wude* (die *Tugend der Kampfkunst*) im *Shaolin-Kloster* ein, das bis heute Gültigkeit besitzt. *Wude* setzt sich zusammen aus *Wushu* (*Kampfkunst*) und *Daode* (*Tugendhaftigkeit*). *Kampfkunst* geht über das Erlernen gewisser Bewegungsabläufe hinaus, sie ist auch eine Form der Lebens- und Geisteshaltung. Geduld, Beharrlichkeit und starker Wille sind nötig. Nicht ein äußerer Gegner wird dabei überwunden, sondern der Übende überwindet sich selbst, schult seinen Charakter, seinen Geist und seinen Körper.

Um 1200 n. Chr. fand der *Chan-Buddhismus* in Japan Eingang und wurde zum *Zen-Buddhismus*, zu einer Erneuerungsbewegung innerhalb des Buddhismus.

In der Nachfolge des *Bodhidharma*, des Begründers des *Chan-Buddhismus* und des *Shaolin-Qi Gong*, wurden bis in die *Qing-Dynastie* unter Kaiser *Shunzhi* (1544 – 1661) insgesamt 27 Shaolin-Äbte inthronisiert. Der 28. Abt des Shaolin-Klosters in China war der von *Shunzhi* ernannte Großmeister *Shi Hai Kuan*. Die Inthronisierung folgte jedoch erst 11 Jahre nach seiner Ernennung. Vier Jahre später, im letzten Regierungsjahr des Kaisers, übergab *Shi Hai Kuan* sein Amt an seinen Schüler *Shi Yong Yu*, der allerdings nie offiziell inthronisiert wurde.

---

[5] Chinesisch: *Luohan*, Sanskrit: *Arhati* bedeutet „Der/Die Würdige". Eine mögliche Bedeutung von *Shiba-louhan-shou* könnte demnach auch sein: *„Die 18 Hände der/des Würdigen"* oder *„18 würdige Hände"*.

Unter anderem aus politischen Gründen wurden in den darauf folgenden mehr als 300 Jahren keine Shaolin-Äbte mehr offiziell inthronisiert. Mehrere „Ehrenäbte" und Mönche fungierten faktisch als Äbte, inthronisiert wurde jedoch erst wieder Abt *Shi Xing Zheng* im Dezember 1986. *Shi Xing Zheng* verstarb bereits acht Monate später im Alter von 74 Jahren. Sein offizieller Nachfolger ist seit 1999 Abt   *Shi Yong Xin*, der auf einer Dharma-Versammlung inthronisiert wurde.

Shi Yong Xin ist seit der Gründung des Shaolin-Tempels im Jahr 495 nach Christus der 30. inthronisierte Shaolin-Abt und gehört zu einer neuen Generation religiöser Führer in China, die aus der Nach-Kultur-revolutionszeit stammen. Er setzt sich für Völkerverständigung und freie Religionsausübung ein und versucht unter anderem, dem Shaolin-Tempel den Status eines UNESCO-Weltkulturerbes zu ver-schaffen. Der Tempel mit seiner mehr als 1500-jährigen Tradition stellt das größte buddhistische

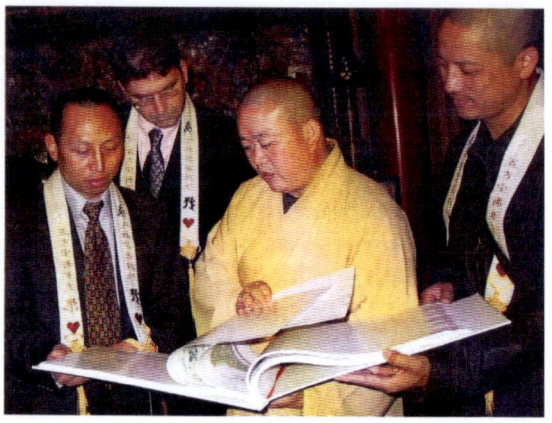

Abb. 24:
Besprechung mit Abt SHI YONG XIN,
DI Robert Egger (Shaolin Österreich) und
Dr. Ding (Generalmanager von Shaolin Europa), v. r. n.
(Aus: Egger et al., 2006, S. 81)

Kloster und die größte buddhistische Schule Chinas dar. Seine Mönche sind weltberühmt. Derzeit leben im Shaolin-Tempel China mehrere hundert Mönche und etwa 20 Nonnen.

Shi Yong Xin wurde 1965 in einer buddhistischen Familie in der Provinz Anhui geboren und 1981, seinem Kindheitswunsch folgend, Mönch. Nach den ersten Studien im Shaolin-Tempel lernte Shi Yong Xin auch in anderen buddhistischen Tempeln Chinas. Nach seiner Rückkehr wurde er eines der Gründungsmitglieder der neuen Vereinigung für ein demokratisches Management des Tempels. In weiterer Folge half er bei der Errichtung einer Vereinigung zur Entwicklung der Shaolin-Kampfkünste und wurde deren Vizepräsident. Er gründete eine Kampfmönchstruppe für Shows und Demonstrationen und wurde Leiter der Gruppe. Im selben Jahr verstarb Abt *Shi Xing Zheng* und *Shi Yong Xin* übernahm als Direktor des Tempelmanagements die Leitung der Zeremonien, die Kontaktpflege zum Ausland und zu Gästen. Er wurde zum Direktor der Buddhistischen Vereinigung von Henan berufen, gründete die Vereinigung des Roten Kreuzes von Shaolin zur medizinischen Versorgung der Umgebung von Shaolin und eine Forschungsgesellschaft für Kalligraphie und Kunst.

Ab 1989 leitete *Shi Yong Xin* ein Team von Shaolin-Kampfmönchen auf einer Showtour durch China, um Spenden zu sammeln. Später führte er sie auch ins Ausland, mit dem Ziel, die Shaolin-Kultur zu verbreiten. Die Reisen führten nach Kanada, England, Hong Kong, Japan, Korea, Macao, Malaysia, Russland, Singapur, Taiwan und Thailand. 1993 wurde *Shi Yong Xin* in eines der höchsten politischen Ämter der Provinz Henan gewählt – als Repräsentant im Volksdeputierten-Kongress (Parlament). Kurz darauf gründete er die Chinesische Organisation für Chan-Dichtung und führte auf Einladung der taiwanesischen Universität für chinesische Kultur ein buddhistisches Shaolin-Kulturteam nach Taiwan. Dies war der erste offizielle Kontakt zwischen Buddhisten aus Taiwan und vom chinesischen Festland seit vierzig Jahren. Ein historisches Ereignis in der buddhistischen Welt, über das die Medien in China, Taiwan, Japan und Korea berichteten.

Kurz darauf wurde *Shi Yong Xin* in den Vorstand der Buddhistischen Vereinigung von China gewählt, deren Vizepräsident er mittlerweile ist. Im folgenden Jahr gründete er eine gemeinnützige wohltätige Shaolin-Stiftung, deren Präsident er wurde und die die Opfer von Naturkatastrophen ebenso unterstützt wie die Ärmsten der Armen. Die Stiftung finanziert medizinische Versorgungsprojekte, Schulen, Brunnenbau und hilft bei Ernteausfällen.

1995 feierte Shaolin sein 1500-jähriges Bestehen mit zahlreichen Zeremonien. Nach einer Reise an die historischen heiligen Orte, wo Buddha gelebt und gewirkt hatte, gründete *Shi Yong Xin* ein buddhistisches Monatsmagazin. 1998 wurde er zum Präsidenten der Buddhistischen Vereinigung in Henan gewählt und im August 1999 unter Anwesenheit zahlreicher buddhistischer Meister und hoher Politiker Chinas offiziell als Abt von Shaolin inthronisiert.

Abt *Shi Yong Xin* widmet sich intensiv der Wiederbelebung der alten Shaolin-Kultur, der Renovierung und dem Wiederaufbau des teilweise zerstörten Shaolin-Tempels im Norden Chinas, schreibt Bücher und pflegt Kontakte mit dem Ausland. Eine Audienz bei der britischen Königin stand am Anfang einer Reise nach Europa, wo er u. a. mit dem Vizepräsidenten des Internationalen Olympischen Komitees die Möglichkeit diskutierte, Wu Shu zur olympischen Disziplin zu erheben.

Shaolin-Mönche sind vor allem als Kampfhelden und buddhistische Chan-Meister bekannt, das Shaolin-Kloster brachte jedoch im Laufe der Geschichte auch zahlreiche Künstler, Gelehrte und Mediziner hervor. Abt *Shi Yong Xin* begann, das Wissen des Shaolin-Klosters auch dem Ausland zugänglich zu machen und fördert den Austausch mit dem Westen. In seine Amtszeit fallen die Eröffnung eines Shaolin-Tempels in den USA ebenso wie in England und Deutschland, wo unter anderem Shaolin-Kung Fu unterrichtet und das Wissen der Shaolin-Mönche vermittelt wird.

In Deutschland leitet Abt *Shi Yong Chuan* den Shaolin-Tempel. Er wurde im Jahr 1969 als Sohn einer einfachen Familie am Fuß des Songshan Gebirges in China geboren. Seine Vorfahren, zu denen auch Kaiser *Li Shimin* (Tang-Dynastie) zählt, waren seit jeher dem Buddhismus verbunden. Kaiser *Li Shimin* wurde von 13 Shaolin-Mönchen vor Rebellen gerettet. Aus Dankbarkeit gab er offiziell die Erlaubnis, dass ab diesem Zeitpunkt auch Kampfmönche im Shaolin-Kloster leben durften.

*Shi Yong Chuan*s Vater war Heilkräuterpflücker und nahm seinen Sohn häufig mit ins Kloster, um Opfer darzubringen. Eines Tages offenbarte ihm ein alter Mönch, dass der Junge gute Veranlagungen für eine Laufbahn als Shaolin-Mönch hätte. Der Mönch erzählte *Shi Yong Chuan*, dass Mönche wie gute Heiler die Menschen von seelischen Leiden befreien könnten, wonach sich der Junge entschloss, ein Shaolin-Mönch zu werden. Nach seinem Schulabschluss mit 17

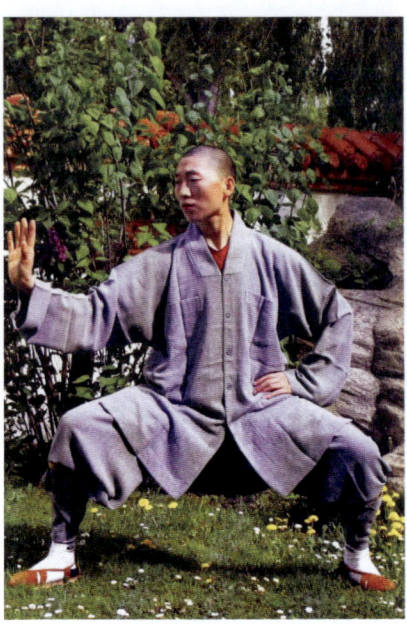

Abb. 25:
Der Leiter von Shaolin Österreich und des Shaolin Tempels Deutschland –
Abt SHI YONG CHUAN.
Die Kleidung der Shaolin Mönche ist nicht orange gefärbt. Braune und graue Kleidung beherrscht ihre Garderobe.
(Aus: Egger et al., 2006, S. 200)

Jahren trat er in das Kloster ein und wurde 1986 zum Mönch geweiht. Im Shaolin-Kloster lernte er neben *Chan-Buddhismus* auch *Bodhidharma*s *Shaolin-Kung Fu* und die Übungen des *Yi-jin-jing* und *Xi-siu-jing*.

Nach einigen Jahren des Lernens bei anderen Großmeistern des Buddhismus und zahlreichen Prüfungen wurde *Shi Yong Chuan* 1993 von der Chinesischen Akademie für Buddhismus in Beijing aufgenommen. Nach dem erfolgreichen Abschluss eines vierjährigen Studiums des Buddhismus kehrte er in das Shaolin-Kloster zu-

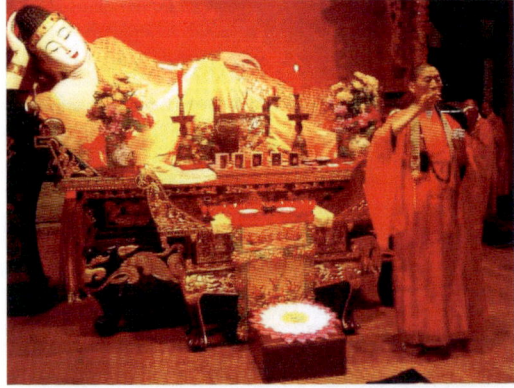

Abb. 26: Abt SHI YONG CHUAN
bei der Zeremonie in der Halle zur Aufbewahrung der Sutras im Shaolin-Tempel in China
(im Hintergrund *Bodhisattwa der Barmherzigkeit im Liegen*)
(Aus: Egger et al., 2006, S. 86)

rück. Fünf Jahre später, im Jahr 2002, wurde *Shi Yong Chuan* durch den Abt des Shaolin-Tempels in China, *Shi Yong Xin*, mit der Aufgabe betraut, als buddhistischer Großmeister den Shaolin-Tempel Deutschland in Berlin zu leiten.

Shi Yong Chuan ist auch der religiöse Leiter von Shaolin Österreich.

2.5 Shaolin-Qi Gong im Überblick

Wie schon im Kapitel 2.3 erwähnt bedeutet „Shao lin" „junger Wald". Die Gipfel des Bergmassivs Haoshan im Norden Chinas wurden im 5. Jh. n. Chr. zum Schutz gegen den Wind mit jungen Kiefern bepflanzt. Inmitten dieses jung bewaldeten Bergmassivs lag das Kloster der Shaolin-Mönche. Heute heißen der gesamte Ort um das Kloster und die Umgebung „Shaolin".

Aus dem Shaolin-Kloster in China sind vor allem sehr körperbezogene Qi-Gong-Übungen überliefert. Im Mittelpunkt stehen dabei *Yi-jin-jing*-Qi Gong (zur Transformation der Muskeln, Sehnen und Bänder), *Xi-sui-jing*-Qi Gong (zur Knochenmarkswäsche) und *Gong Fu* (*Kung Fu*) als medizinische Form und als Form der Kampfkunst (*Wu Shu*).

2.5.1 Yi-jin-jing-Qi Gong – Transformation der Muskeln, Sehnen und Bänder

Bei dieser Form des Qi Gong kommt es zur so genannten *Transformation der Muskeln, Sehnen und Bänder*. Gemeint ist damit eine qualitative und quantitative Veränderung durch Qi Gong dahingehend, dass Muskeln und Sehnen gleichsam elastischer und dehnbarer und Bänder fester werden. Es kommt bei regelmäßigem Praktizieren zu einer Verbesserung der inneren Struktur der verschiedenen Gewebeformen.

Yi-jin-jing-Qi Gong wirkt vor allem auf den Schulter- und Brustbereich sowie auf die Stütz-muskulatur der Wirbelsäule. Muskeln, Sehen und Bänder werden einerseits sanft gedehnt und geschmeidig gemacht, andererseits für den Stützapparat gestärkt. Elastischere Knorpel-verbindungen im Bereich des Brustkorbs ermöglichen eine tiefere Atmung und dadurch eine bessere Versorgung des Körpers mit Sauerstoff.

2.5.2 Xi-sui-jing-Qi Gong – Knochenmarkswäsche

Nach der Transformation der Muskeln, Sehnen und Bänder folgt die „Waschung" des Knochenmarks durch spezielle Shaolin-Qi-Gong-Übungen. „Waschung" meint hier eine qualitative Verbesserung des blutbildenden und blutspeichernden Gewebes. Dadurch soll die Blutqualität des Körpers verbessert werden. Blut als *der* „Saft des Lebens" ist gleichsam materialisierte Lebenskraft, materialisiertes Qi. Seine Beeinflussung bedeutet demnach eine Beeinflussung der persönlichen Lebenskraft.

2.5.3 Gong Fu / Kung Fu – Kampfkunst, praktizierter Chan-Buddhismus und Medizin

Gong Fu / Kung Fu existiert in zwei Formen, die sowohl einen eigenständigen, als auch einen Überlappungsbereich aufweisen, die aber beide spirituell-mental vom Chan-Buddhismus getragen werden: Gong Fu / Kung Fu als Kampfkunst und Gong Fu / Kung Fu als medizinische Form.

2.5.3.1 Gong Fu / Kung Fu als Kampfkunst

Das Qi Gong mit seinen Atemübungen, seiner Bewegungsschulung, seinem mentalen Training und der Meditation bildet einen wesentlichen Teil der chinesischen Kampfkünste. Die Übungsmethoden des Qi Gong, die seit Jahrtausenden existieren, bilden in ihren unterschiedlichen stilistischen Ausformungen mehr oder weniger unterschiedliche in sich geschlossene Systeme. Von den heute existierenden mehreren hundert bis tausend Stilen stehen etliche in direkter Verbindung zu den Kampfkünsten, vor allem aber das Shaolin-Qi Gong.

Will man Aussagen über die Entstehung der Kampfkünste machen, ist man fast ausschließlich auf Legenden und Mythen angewiesen, welche aber in zahlreicher Form vorliegen. Als weitgehend gesicherte Daten lassen sich das 5. Jahrhundert *vor* Christus, in dem in Indien und China die Grundlagen der Kampfkünste gelegt wurden, und das 3. Jahrhundert *nach* Christus, in dem Techniken der Kampfkünste erstmals schriftlich niedergelegt wurden, nennen.

Bei der nahezu unfassbaren Vielfalt der Stile, Systeme und Techniken kann man heute auch nicht von einem einheitlichen *Kung Fu*-Begriff ausgehen. Hinzu kommt noch, dass das Wort „*Kung Fu*" eigentlich fälschlicherweise benutzt wird. In China selbst wurde ursprünglich eher von „*Wu Shu*" (= Kriegskunst, gemeint ist hier *das klassische, traditionelle Wu Shu*) oder „*Quan Fa*" gesprochen.

In dieser Vielfalt unterscheidet man *harte* und *weiche* bzw. *äußere* und *innere Stile*. Diese Einteilung ist zwar stark vereinfacht, zumal fast jedes System sowohl harte als auch weiche Elemente enthält, hat sich aber eingebürgert.

Einen starken Anteil an der Entwicklung der Kampfkünste hatte das Shaolin-Kloster. Weiters von großer Bedeutung für die Geschichte und Entwicklung des *Kung Fu* waren die verschiedenen chinesischen Geheimbünde und Organisationen, wie z. B. Pa-Kua, der „weiße Lotus" oder die Triaden. Heute existieren allein in Hong Kong Hunderte von Schulen und in

China insgesamt eine unabsehbar große Anzahl von Lehrstätten. Viele der Stile ähneln einander, andere Systeme unterscheiden sich so sehr wie in unserer westlichen Kultur Boxen und Ringen. Manche Systeme halten sich für überlegen; solche Vergleiche sind allerdings vermessen. Es hat noch nie ein System gewonnen, sondern immer nur der Kämpfer. Das *Shaolin-Kung Fu* erlaubt es jedem, Schüler und Meister, seinen eigenen Stil zu finden und zu formen, ohne ihn in den Bewegungsabläufen und -aktionen einzuengen oder zu beschränken.

Bekannt wurde *Gong Fu / Kung Fu* in der Kampfkunstform *Wu Shu* im Westen vor allem durch Show-Programme von Kampfmönchen und *Wu Shu*-Artisten, in denen eine Probe unglaublicher Körperbeherrschung gegeben wird.

2.5.3.2 Gong Fu / Kung Fu als praktizierter Chan-Buddhismus

Eine Übersetzung von *Gong Fu / Kung Fu* bedeutet *„Körperarbeit zum Gruß des Buddha".* Es zu trainieren bedeutet gleichzeitig, Chan-Buddhismus zu praktizieren und etwas zur Vollendung zu bringen. *Innere Form* und *äußere Form* hängen wie *Erleben* und *Verhalten* zusammen. Gong Fu / Kung Fu als meditative Körperarbeit kann uns helfen, auf dem richtigen inneren und äußeren Weg zur Vollendung zu gelangen.

2.5.3.3 Gong Fu / Kung Fu als medizinische Form

Da Vollendetes mit Heilem ident ist, können wir das Schreiten auf dem Weg zum Heilen als Heilung bezeichnen. Heilung ist also nicht mit Heilem oder Vollendung ident, jenes ist ein Prozess, dieses ist ein Zustand. Das Praktizieren der Übungen führt zu ausgiebigen inneren Effekten und *Gong Fu / Kung Fu* existiert als medizinische Übungsform zum Kraftaufbau und zur Anregung des Herz-Kreis-lauf-Systems ebenso wie als Kampfkunstform.

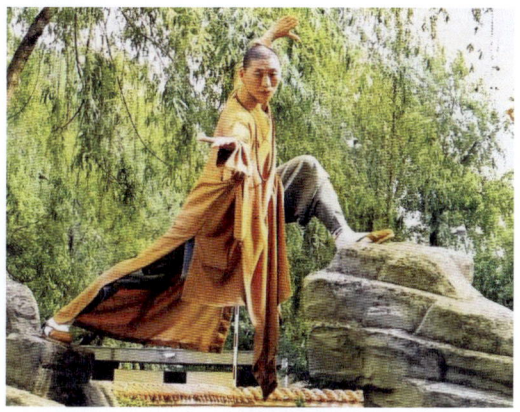

Abb. 27:
Abt SHI YONG CHUAN
beim Training im buddhistischen Garten in Wien:
Gun bu – eine Grundübung des Shaolin-Gong Fu
(Aus: Egger et al., 2006, S. 194)

Medizinisches *Gong Fu / Kung Fu* dient dazu, einen stabilen Energiehaushalt zu entwickeln. Darüber hinaus wirkt es in dieser Form ausgleichend auf das Herz-Kreislauf-System und trainiert Wirbelsäule und Becken, womit es Bandscheibenproblemen vorbeugt. Die Körperflüssigkeiten können besser zirkulieren und Ernährung, Regeneration und Aufbau der verschiedenen Gewebe werden verbessert.

2.6 Das Shaolin-Qi Gong-Programm

In diesem Unterkapitel möchten wir uns mit jenem Shaolin-Qi Gong-Programm beschäftigen, welches von SHAOLIN Österreich im Laufe des Jahres 2006 im Rahmen des Ausbildungslehrgangs zum/-r diplomierten Shaolin-Qi Gong Lehrer/-in in der Vitalakademie Wien gelehrt wurde. Wir verwenden den Ausdruck „Shaolin-Qi Gong-Programm" anstelle von „Shaolin-Qi Gong-Übungen" deshalb, weil wir der Meinung sind, dass das Herzstück dieses Programms, das Yi-jin-jing-Qi Gong, weniger aus einzelnen Übungen besteht, sondern vielmehr einer Abfolge von äußeren und inneren Bewegungen entspricht. Der Begriff „Übung" bzw. „Übungen" bleibt unseres Erachtens zu sehr im Oberflächlichen bzw. in westlicher Anmutungsqualität hängen.

Das Shaolin-Qi Gong-Programm, welches wir in der Folge vorstellen, setzt sich aus fünf Bewegungskategorien zusammen:

1. dem Öffnen der Energietore,
2. den Ba jins als spezifisch vorbereitende Bewegungen,
3. dem Yi-jin-jing-Qi Gong als Herzstück des Shaolin-Qi Gong-Programms,
4. der Energiemassage als Energiepflegesystem und
5. dem Shaolin-Nordic Walking als cardio-pulmonale Energiearbeit.

Als 6. Programmteil sehen wir die sitzende Meditation (chin. *Tso-ch'an*, jap. *Zazen*) als von mentaler und spiritueller Seite wesentlich und unverzichtbar an.

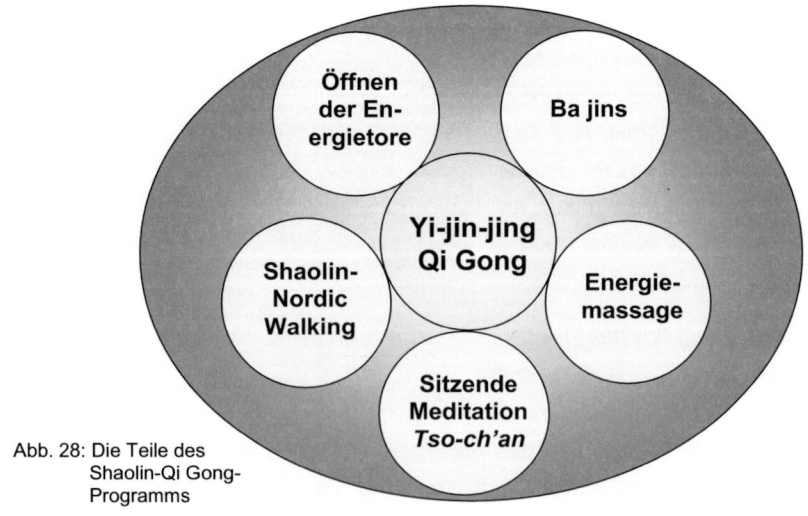

Abb. 28: Die Teile des
Shaolin-Qi Gong-
Programms

Wir wollen nun versuchen, beschreibend den Sinn der einzelnen Programmteile vorzustellen, sehen dabei aber davon ab, Bewegungen in Standbildern darzustellen. Dies hat folgende Gründe:

a) Die komplexe Raum-Zeit-Figur einer Bewegung kann ein Standbild nicht wirklich abbilden.

b) Bilder zeigen nur die Oberfläche, das Äußere; beim Shaolin-Qi Gong geht es aber auch oder besser vor allem ums Innere, die innere Qi-Bewegung.

c) Shaolin-Qi Gong-Bewegungen können und sollen deshalb in der Regel nur in einer persönlichen Lehrbeziehung zu einem/-er Shaolin-Qi Gong-Lehrer/-in oder einem/-er Shaolin-Qi Gong-Trainer/-in oder einem/-er Shaolin-Qi Gong-Meister/-in gelernt und entwickelt werden. Der/die Lehrer/-in wird die richtige Vermittlung, der/die Trainer/-in das richtige Üben und Erweitern und der/die Meister/-in die Vertiefung und Spiritualität ins Zentrum seiner/ihrer Tätigkeit stellen.

Wir möchten aber nicht bestreiten, dass es möglicherweise Naturtalente gibt, die aus Büchern, von Bildern oder Videos, aber ohne persönliche Lehrbeziehung, gleichsam auto-didaktisch die äußere Choreographie des Shaolin-Qi Gong gefahrlos und richtig erlernen. Dies dürfte jedoch nur sehr selten der Fall sein, und noch seltener dürfte es zutreffen, dass zum selbstständig richtigen Erlernen des äußeren Bewegungsablaufs auch die innere Sammlung und Bewegung stimmig vonstatten geht.

2.6.1 Das Öffnen der Energietore:

Beim Öffnen der Energietore geht es darum, dass praktisch alle Gelenke von unten nach oben, das heißt von allen Gelenken der Füße über die Knie- und die Hüftgelenke, die Verbindungen der Knochen des Beckens und die vielen kleinen Gelenke der Wirbelsäule hinauf bis zu den letzten, kopftragenden Wirbeln, und vom Zentrum zur Peripherie, das heißt von den Schultergelenken über die Ellenbogengelenke bis zu allen Gelenken der Hände, systematisch und ganz bewusst hin und her oder kreisend in jede Richtung durchbewegt werden. Die mentale Konzentration richtet sich dabei gleichsam auf das jeweilige Erwachen der entsprechenden Region. Die schmierende Gelenks-flüssigkeit wird bewegt und verteilt. Die im jeweiligen

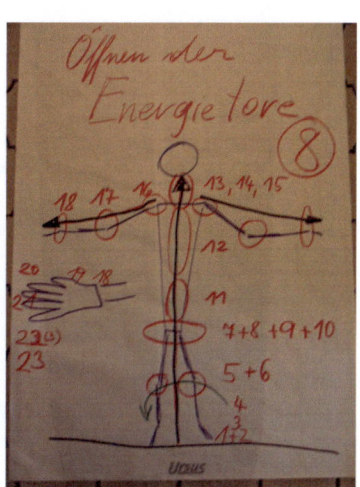

Abb. 29:
Schema zum Öffnen der Energietore

Zentrum jedes Gelenks liegenden Energiepunkte, welche mit Akupunkturnadeln nicht stimulierbar sind, weil sie zu tief liegen, werden für den freien Fluss von Energie/Qi gleichsam geöffnet.

Ein achtmaliges Hin- und Herbewegen oder Kreisen und ein genaues Einhalten des Richtungsprozederes ist empfehlenswert, damit wirklich alle Körperregion für einen ungestörten Energiefluss geöffnet werden und es bei den nachfolgenden Bewegungen nicht vor einem halb oder ganz geschlossenen Tor unnötig zu einer Flussbeeinträchtigung oder sogar zu einem Energiestau kommt.

Da beim Öffnen der Energietore die Energie eher vom Körperkern zur Peripherie strömt und dort teilweise den materiellen Körper verlässt (und die energetische Umhüllung bzw. Aura, welche weder nach innen, noch nach außen scharf und starr abgegrenzt ist, bildet), ist bei Energieknappheit große Vorsicht geboten, damit es nicht zu gravierenden und letztlich schädlichen Energieverlusten kommt. Also Vorsicht beim Öffnen der Energietore in Zeiten von natürlicher Energieknappheit, z. B. nach einem harten Arbeitstag am Abend.

Da sich während des Schlafens die Energie mehr ins Körperzentrum zurückzieht, kommt man am Morgen durch ein gezieltes Öffnen der Energietore schneller in Schwung, ein Prozedere, welches in zirka zwölf bis fünfzehn Minuten abgeschlossen ist.

2.6.2 Die Ba jins als spezifisch vorbereitende Bewegungen

Egger et al. meinen dazu:

> „Das Grundprinzip des Shaolin-Qi Gong basiert auf den so genannten Ba jins. »Ba« bedeutet »länger machen«, »jin« steht für »Muskeln, Sehnen und Bänder«. Die Muskel- und Sehnenverbindungen zwischen den Knochen werden länger, die Gelenksabstände größer. Verspannungen und energetische Blockaden lösen sich, Qi (Yang) und Säfte (Yin) können besser fließen. In einer weiteren Wortbedeutung meint »ba« auch »acht« – woraus sich die empfohlenen acht Wiederholungen für jede Vorbereitungsübung ableiten lassen." (2006, S.103)

Die Ba jins sind vorbereitende Bewegungen bzw. in Eggers Terminologie „Übungen", die zwar dem Yi-jin-jing-Qi Gong schon ähnlich sind, aber „nicht als Shaolin-Qi Gong-Übungen betrachtet [werden,] sondern [...] der Hinführung auf die 12 Yi-jin-jing-Übungen [dienen]" (Egger et al., 2006, S.103). Durch sie werden Muskeln, Sehnen und Bänder aufgewärmt und es erfolgt sowohl eine körperliche als auch eine mentalen Einstimmung auf das folgende Yi-jin-jing-Qi Gong, dessen Wirkung dadurch erhöht wird (vgl. Egger et al, 2006, S. 103).

Es wird empfohlen, systematisch mit folgende Ba jins die entsprechenden Regionen zu versorgen (Zahl der gelehrten unterscheidbaren Ba jin-Bewegungen in Klammer):

   1. Lungen-Ba jins (5)
   2. Wirbelsäulen- und Becken-Ba jins (4)

3. Hüft-Ba jins (6: Gun bu; Tuo bu shan yao 1/2; Pu bu 1/2; Shie bu; Ma bu; Xu bu)
4. Oberschenkel Ba-jins (2)
5. Schulter-Ba jins (4)
6. Rumpf-Ba jin (1)

Die Lungen-Ba jins dienen der Weitung und qualitativen Verbesserung im Bereich der Rippen und des Brustkorbes. Dadurch soll die Funktion der Lungen verbessert und in der Folge die Sauerstoffaufnahmefähigkeit erleichtert bzw. erhöht werden.

Die Wirbelsäulen- und Becken-Ba jins dienen der Verbesserung des Ein- und Zusammen-spielens der kleinen Wirbelgelenke und führen in der Folge zu einer Verbesserung der statischen Ausrichtung im aufrechten Stehen oder Sitzen. Außerdem erfolgt eine Vorbereitung auf ungehindertes Abwärts- und Aufwärtsströmen von Energie (Qi) während der Yi-jin-jing-Qi Gong-Bewegungen.

Die Hüft-Ba jins sollen helfen, einen offenen, störungsfreien und bewegungsfreundlichen Übergang vom Rumpf in die Beine und von diesen in den Rumpf herzustellen.

Die Oberschenkel-Ba jins zielen auf eine Stärkung und Verbesserung der Spannungs-verhältnisse der Oberschenkelmuskulatur im Hinblick auf deren Wirkung über die angrenzenden Gelenke, vor allem das Kniegelenk.

Die Schulter-Ba jins sollen helfen, einen offenen, störungsfreien und bewegungsfreundlichen Übergang vom Rumpf in die Arme und von diesen in den Rumpf herzustellen.

Das abschließende Ba jin ist ein zentrales, komplex wirkendes Rumpf-Ba jin. Mit ihm sollen nochmals die Muskeln, Sehnen und Bandstrukturen der vielen kleinen Gelenke der Wirbelsäule, die stoßdämpfenden Zwischenwirbelscheiben (Disci intervertebralis) und die Muskeln und Sehnen zwischen den Rippen (Intercostalmuskulatur) über vorsichtige und gefühlvolle Verwringungsbewegungen vom muskulär fixierten Becken aufwärts bis zum Schultergürtel einer gleichsam pumpenden Wechselbelastung von Spannung und Ent-spannung unterzogen werden.

Für alle Ba jins gilt:

► Vor ihrer Ausführung sollen alle Gelenke kurz durchbewegt werden, um sie aufzuwärmen. Am Morgen kann das mit dem Öffnen der Energietore verbunden werden. Am Abend oder in energiearmen Zeiten können Bewegungen, die dem Öffnen der Energietore ähnlich sind, aber nicht in jenem Umfang ausgeführt werden, den Körper gut auf die Ba jins vorbereiten (ca. zehn Minuten).

► Alle Bewegungen werden ohne viel Kraftaufwand, weich und sanft schwingend ausgeführt. Keinesfalls darf dabei über die Schmerzgrenze in den Schmerz gegangen werden.

► Der Bewegungsimpuls verläuft vom Zentrum zur Peripherie und nicht umgekehrt. Kein Ba jin wirkt mit Kraft über einen langen Hebel, wie dies häufig beim westlichen Dehnen, welches äußerlich manchen Ba jins sehr ähnlich sein kann, der Fall ist.

► Alle Bewegungen werden durch einen bestimmten Ein- und Ausatmungs-rhythmus zeitlich und in ihrer Weite gesteuert (Atem lenkt Bewegung und nicht umgekehrt).

► Die Wiederholungszahl einer einzelnen Bewegung ist acht („ba").

► Stößt man bei der Ausführung eines Ba jin vorzeitig auf Widerstand, wird dieser nicht mit Kraft überwunden (oder gar gebrochen), sondern zunächst sorgsam als Ende der Bewegungsstrecke respektiert und in der Folge unter Beibehaltung der respektvollen Grundhaltung sanft unter Mithilfe der Vorstellungsformel *„Eis zu Wasser, Wasser zu Gas"* transformiert (Shen/Geist lenkt Qi/Energie).

Durch richtig ausgeführte Ba jins sollen Stauungen und Versteifungen in ihrem Fortschreiten gestoppt, zum Teil sogar rückgängig gemacht, aber zumindest hintan gehalten werden.

2.6.3 Das Yi-jin-jing-Qi Gong als Herzstück des Shaolin-Qi Gong-Programms

Zur Schaffung eines bestimmten Grundverständnisses für die 12 Bewegungen des Yi-jin-jing-Qi Gong, des Shaolin-Qi Gong im eigentlichen Sinne, sehen wir den Besuch eines Einführungskurses als unumgänglich. Zwar gibt es in Egger et al. (2006, S. 130ff.) eine Vorstellung aller 12 Bewegungen mit jeweils deutscher und chinesischer Bezeichnung, *überliefertem Text, ausführlicher Übungsanleitung* und *Umrissabbildungen* eines demons-trierenden Shaolin-Mönches, aber:

> „Es gibt auch im Yi-jin-jing-Qi Gong verschiedene Stile, die sich äußerlich teilweise unterscheiden, aber auf denselben Effekt in Muskeln, Sehnen und Bändern abzielen. Wichtig ist, dass die sanfte Dehnung des Brustkorbes und des Hüftbereiches spürbar wird. Kleine äußere Unterschiede in der »Verpackung« der Übungen ändern nichts am Erfolg und sollten die Übenden nicht verwirren. Yi-jin-jing ist eingebettet in die Philosophie des Buddhismus, der immer sehr integrativ und niemals ausschließend ist. Nicht »entweder – oder«, sondern »sowohl – als auch« ist richtig, sofern es sich tatsächlich um Shaolin-Qi Gong handelt." (Egger, 2006, S. 128)

Der Autor dieser Abhandlung z. B. wurde im Jahr 2006 im Rahmen der von Shaolin Österreich in der Vitalakademie Wien organisierten Diplomausbildung zum Shaolin-Qi Gong-

Lehrer von Shaolin-Mönch und Qi Gong-Meister Shi Yan Fei in Yi-jin-jing-Qi Gong stilistisch von den in Egger et al. (2006) erwähnten Beschreibungen mehr oder weniger deutlich abweichend unterrichtet. Da es sich bei diesen Abweichungen aber lediglich um die »Verpackung«, nicht aber um die darin enthaltene Substanz handelt, ist die Stilrichtung von Shi Yan Fei trotz fehlender schriftlicher Aufzeichnungen und Bilder genauso effektives Shaolin-Qi Gong. Außerdem kann und soll nach den Beschreibungen und Bildern in Egger et. al., aber auch nach den Ausführungen ohne Bilder hier, niemand glauben, sich damit in Eigenregie Yi-jin-jing-Qi Gong richtig und sicher aneignen zu können. Meint doch in diesem Zusammenhang auch Egger, dass die „Beschreibungen der Übungen […] ein gewisses Grundverständnis der Übungsabläufe gewährleisten [sollen]", obwohl „[…] sie nicht zum Selbststudium geeignet [sind]", und empfiehlt, „um die zum Teil milimeterkleinen Bewegungen korrekt zu lernen, Yi-jin-jing-Qi Gong in einem Shaolin-Qi Gong-Kurs zu lernen" (Egger et al., 2006, S. 128).

Für das Gelingen und den gewünschten Effekt jeglicher Stilrichtung von Shaolin-Qi Gong sind das richtige Zusammenspiel der äußeren Bewegungsabfolge mit der inneren Haltung und der bewussten Atmung unumgänglich (vgl. Egger et al., 2006, S. 128).

> „Die äußere Grundhaltung am Beginn der Übungen ist jeweils ein lockerer hüftbreiter Stand mit natürlich hängenden Armen und geradem Rücken … . Die Augen blicken nach vorne, die Zunge drückt gegen den harten Gaumen hinter den Schneidezähnen, die Zähne sind geschlossen.
>
> Die innere Haltung ist ruhig und konzentriert, der Atem fließt gleichmäßig durch die Nase ein und aus." (Egger et al., 2006, S. 128)

In Bezug auf äußere und innere Haltung bzw. richtiges Atmen verweisen wir auf die nachfolgenden Kapitel 2.6.7 bzw. 2.6.8. Von einer Beschreibung des optischen Erscheinungsbildes der 12 Bewegungen sehen wir hier aus den bereits oben genannten Gründen (s. S. 81) und im Hinblick auf die Hinlenkung auf ein richtiges inneres Verständnis ab.

Die bei Egger et al. (2006, S. 128) beschriebene Koppelung des Schwierigkeitsgrades an die zunehmende Anzahl der Atemzüge pro Übung kommt in der Stilrichtung von Shi Yan Fei insofern nicht zum Tragen, als hier das Atmen ganz genau mit bestimmten unabdinglichen Bewegungssequenzen koordiniert wird und es dadurch in der

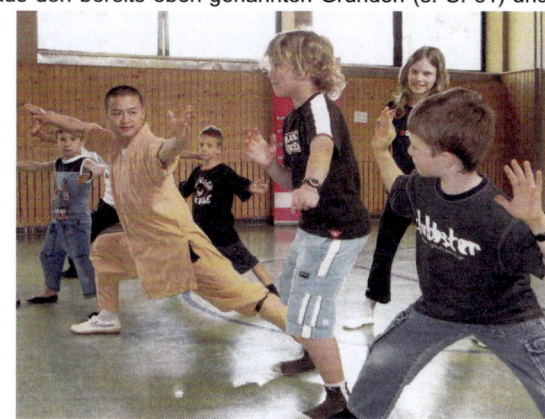

Abb. 30: Shaolin Mönch und Qi Gong-Meister SHI YAN FEI im Konzentrationstraining mit Schülern der Volksschule Altenberg (Aus: Egger et al., 2006, S. 199)

Atemzugzahl gar keinen Belastungsspielraum nach unten gibt. Im Gegenteil, zusätzliche Atemzüge zwischen den einzelnen Bewegungen können etwas Erleichterung schaffen. Die korrekte Ausführung aller 12 Bewegungen des Shi Yan Fei-Stils in einem Durchgang entspricht einem hohen bis sehr hohen Belastungsgrad. Eine Belastungsreduktion und langsame Belastungssteigerung im Anfänger- und Lernstadium erscheint hier nur durch didaktisch kontrollierte, vorübergehende Vereinfachungen und Abstriche von der Endform möglich. Insofern ist für das Erlernen des Shi Yan Fei-Stils die vorbereitende Arbeit mit Ba jins im oben beschriebenen Sinn (Kapitel 2.6.2, S. 82ff.) sehr wichtig.

Für einen nachhaltigen Erfolg gilt unabhängig von der stilistischen Ausführung:

▶ Die Durchführung der 12 Bewegungen sollte mindestens an fünf Tagen in der Woche über einen längeren Zeitraum (etwa sechs Monate) erfolgen. Für ein spürbares Ergebnis reichen nach Egger et al. bereits 15 Minuten täglich. Für alle 12 Bewegungen im Shi Yan Fei-Stil werden bei korrekter Ausführung mindestens 20 Minuten benötigt.

▶ Beste Bewegungszeit ist der frühe Morgen, nach Möglichkeit bei nüchternem Magen und in der freien Natur. Geeignet ist auch die Mittagspause vor dem Einnehmen der Mahlzeit oder der frühe Abend. Da Shaolin-Qi Gong viel Energie mobilisiert, sollte man vor dem Schlafengehen vorsichtig sein, um nicht das Einschlafen zu stören (vgl. Egger et al. 2006, S. 129).

▶ Die Ausführung soll keinerlei Schmerzen verursachen:

„Es ist wichtig, das persönlich richtige Maß und eine Form der mühelosen Anstrengung zu finden, die den Körper zwar etwas fordert, aber ihn nicht überfordert. Grundsätzlich wirken die Übungen regenerierend und belebend sowie entspannend. Sie lösen das Gefühl von gut durchblutet, prickelnd und wach aus. Die Gelenke fühlen sich gut »geschmiert« und die Muskeln, Sehnen und Bänder des Körpers, im Zuge des Übens, immer elastischer an. Werden Schmerzen spürbar, sollten die Bewegungen langsamer oder kleiner ausgeführt werden. Langsame Steigerung ist besser, als den Körper zu überfordern und über mögliche Barrieren mit Gewalt hinauszugehen." (Egger et al., 2006, S. 129)

▶ Shaolin-Qi Gong soll mit der richtigen Einstellung ausgeführt werden. Es ist „kein körperliches Krafttraining, sondern eine sanfte, aber kraftvolle Trans-formationsarbeit des Körpers und seines Energiefeldes. Körperlich-ener-getische Blockaden werden nicht mit Gewalt überwunden, sondern Schritt für Schritt gelöst, als würde man Eis in Wasser und Wasser in Gas verwandeln." (Egger et al., 2006, S. 129)

Das Erlernen der 12 Yi-jin-jing-Bewegungen erfolgt unter professioneller didaktischer An-leitung schrittweise. Jeder Schritt ist unabdingbare Voraussetzung für den nachfolgenden, kann demnach zwar nicht übersprungen werden, aber unterschiedlich schnell erfolgen bzw. unterschiedlich lange dauern. Jeder nachfolgende Schritt setzt das Vollenden des vorhergehenden Schrittes voraus. Das didaktische Voranschreiten bis ins Fortgeschrittenen- und Vertiefungsstadium sieht folgendermaßen aus:

1. Schritt: Erlernen der äußeren Bewegungschoreographie

2. Schritt: Koppelung der einzelnen Bewegungssequenzen mit dem Ein- und Ausatmen

3. Schritt: Entwicklung des persönlich richtigen Bewegungstempos in Abhängigkeit vom persönlich richtigen Atmen (Tiefe, Tempo, Fluss, Umkehrpunktgestaltung)

4. Schritt: Automatisierung von persönlicher Bewegungschoreographie und Atmung (Befreiung des Bewusstseins von Bewegungs- und Atmungsvorstellungen)

5. Schritt: Lenkung der Aufmerksamkeit auf Spannung und Entspannung im Körper

6. Schritt: Lenkung der Aufmerksamkeit auf das Spüren des Fließens der Energie (Fließgeschwindigkeiten, Fließbehinderungen, Fließunterbrechungen, Neubahnungen des Fließens etc.)

(7. Schritt: Überlassung jeglichen Bewusstseins an ein reines energetischen Hier und Jetzt)

Die Feedback gebende, korrigierende und motivierende Begleitung eines auf sorgsame Pflege, Besserung und Heilung gerichteten Prozesses, mittels Shaolin-Qi Gong gefahrlos, hingebungsvoll und effektiv mit Lebensenergie zu kommunizieren, ist das zentrale Anliegen der Shaolin-Qi Gong-Professionisten/-innen. Bei richtigem Atmen, Bewegen und Konzentrieren kommt es zur Aufnahme, Umwandlung und Verteilung von Energie, Abgabe schlechter Energie, Intensivierung des Energieflusses, Abbau bzw. Auflösung von Blockaden und Störungen, Entwicklung von Kraft und Entstehung von Ruhe, Stille und Harmonie.

2.6.4 Die Energiemassage als Energiepflegesystem

Die Energiemassage als Energiepflegesystem soll die Energiearbeit mittels Ba jins und/oder Yi-jin-jing-Qi Gong vor allem in energiearmen Zeiten, z. B. nach einem harten Arbeitstag, ergänzen. Sie arbeitet mit dem oberflächlichen Energiefeld des Körpers. Vorhandene Energie wird sanft aktiviert und ihr Fließen unter und an der Oberfläche so unterstützt, dass keine zentrifugalen Verluste entstehen. Dadurch wird ihre Effizienz gesteigert, ohne dass es dabei zu großem Verbrauch kommt.

Die Energiemassage ist eine Selbstmassage und beginnt mit einer drei- bis fünfminütigen Meditation. Diese erfolgt im Schneidersitz, im Halblotus- oder Lotussitz, je nach persönlicher Möglichkeit. Die Aufmerksamkeit wird dabei auf die von unten nach oben durchgehend aufrechte Haltung der Wirbelsäule und ein etwas vertieftes, aber gleichmäßiges Ein- und Ausatmen durch die Nase gerichtet. Die richtige Meditationshaltung wird genauer im Kapitel 2.6.6 beschrieben.

Nach der drei- bis fünfminütigen Meditation werden durch Reiben der Handflächen deren Energiepunkte aktiviert und jeweils sechsmal die Augen, das Gesicht und der seitliche Kopf über die Ohren ausgestrichen. Dann erfolgen eine Ohrmuschelmassage und eine Art Ohrmuschelstretching. Auf dieses folgt das Ausstreichen des Kopfes, des Nackens und der Frontseite des Rumpfes. All dies erfolgt mit jeweils kurzem Aktivieren der Energiepunkte der Hände zwischen dem Streichen und im Schneider-, Halblotus- oder Lotussitz.

Der/die Massierende geht dann vom Schneidersitz zum Langsitz über und umfasst bei gestreckten Beinen sechs tiefe Atemzüge lang mit den Händen seine Füße. Dann wird das linke Bein aufgestellt und es werden die Energiezonen des linken Unterschenkels vom Knie abwärts zum Fuß ausgestrichen. Diese Tätigkeit sollte sehr zart und ja nicht im Sinne einer physischen Massage oder etwa einer Lymphdrainage in falscher Richtung stattfinden. Dann wird der Unterschenkel von hinten nach vorne und von oben nach unten ausgetätschelt. Nach dem linken Bein erfolgt gleiches Procedere mit dem rechten Bein. Dann wird das linke Bein aufgestellt und das Knie, vor allem auf der und um die Kniescheibe herum, ganz zart sechzehn Mal gegen den Uhrzeigersinn ausgestrichen. Nach dem linken Knie erfolgt gleichartiges Streichen, aber im Uhrzeigersinn, auf dem rechten Knie. Dabei kommt es bei richtiger Ausführung zu energetisch positiven Effekten bei Knieproblemen und zum Verschließen des „Tores des Windes".

Das rechte Bein bleibt wie im Langsitz, das linke Bein wird angewinkelt und durch leicht wippende Bewegungen nach außen wird die „kua" (in etwa die Hüftgelenks- und Leistenband-region mit jeweiligem Energiekanal, dem Kreuzbein und den unteren Lendenwirbeln, der Gruppe von Lenden- und Darmbeinmuskeln, den Oberschenkeladduktoren, dem Becken-boden, dem letzten Drittel des Dünndarms und dem Dickdarm (vgl. Frantzis, 2002, S. 133f.)) geöffnet. Dann wird die linke Fußsohle ausgestrichen und aktiviert. Es folgt das Ausmassieren der Zehenballen inklusive Mobilisation der Zehengrundgelenke, das Ausmassieren der Fußreflexzonen der oberen Lymphe und der Fußballen, die Mobilisation des Vorfußes mittels gefühlvoller Verwringungen, das Ausmassieren der ganzen Fußsohle und der „sprudelnden

Quelle" (Niere 1: yŏng chuán). – Nach dem Wechsel auf das rechte Bein wird das ganze Procedere wiederholt.

Nach der Beschäftigung mit den beiden Füßen wird wieder der Langsitz eingenommen und es werden wieder sechs tiefe Atemzüge lang bei möglichst gestreckten Beinen die Vorfüße mit den Händen umfasst.

Der/die Massierende geht dann wieder in den Schneider-/Halblotus-/Lotussitz, aktiviert die Energiezonen der Hände, fasst vor dem Körper Qi, führt es um die Körpermitte herum nach hinten, legt seine/ihre Handflächen so auf die Region über den beiden Nieren, dass die Fingerspitzen auf „mìngmén" („Pforte des Lebens") zu liegen kommen und massiert mit den Handflächen und Fingerspitzen diese Region mittels sechsunddreißig Kreisen. Nach dem sechsunddreißigsten Kreis wird „mìngmén" noch ca. fünf tiefe Atemzüge lang gestützt.

Abschließend schließt man durch seitliches Hoch- und mittiges Herabführen der Handflächen die Energiehülle und bringt noch einige tiefe Atemzüge lang im Meditationssitz zu, bevor man langsam aufsteht und in die Alltäglichkeit zurückkehrt.

Wenn wir diesen groben Schilderungsversuch lesen, wird deutlich, dass eine persönliche Anleitung durch Qi Gong-Professionisten/-innen unbedingt notwendig ist, um die Energie-massage richtig, sicher und effektiv zu gestalten. Keine Bildreihe, auch kein Video und schon gar keine verbale Schilderung kann die Qualität persönlicher Vermittlung in einem ent-sprechenden Kurs auch nur annähernd erreichen. Wohl aber kann uns bereits diese Be-schreibung sehr gut vermitteln, dass es bei der Energiemassage (wie im Grunde auch schon beim Öffnen der Energietore, bei den Ba jins und vor allem auch bei den 12 Yi-jin-jing-Bewegungen) primär nicht im Geringsten um sportliche Leistung und Ästhetik im westlichen Sinn geht.

2.6.5 Shaolin-Nordic Walking als cardio-pulmonale Energiearbeit

Shaolin Österreich hat in den Ausbildungslehrgang zum/zur Shaolin-Qi Gong-Lehrer/-in eine Nordic Walking-Grundausbildung integriert. Das hat folgende Gründe:

▶ Nordic Walking ist eine Bewegung für den ganzen Körper, d. h. nicht nur vorrangig für die Beine (wie z. B. beim Joggen oder v. a. beim Radfahren), sondern auch für die Arme (wie z. B. beim Schilanglaufen oder auch beim Schwimmen). Es werden vor allem auch die Muskeln, Sehnen und Bänder des Schultergürtels und der oberen Regionen des Brustkorbes verstärkt miteinbezogen.

► Durch die Ganzkörperbewegung werden praktisch alle großen Muskelgruppen intensiv beansprucht. Der Blutkreislauf ist in jeder Körperregion gefordert, was hohe Anforderungen an die Pumpleistung des Herzens stellt. Durch den hohen Sauerstoffverbrauch in allen Köperregionen werden die Lungen stark aktiviert, um den erforderlichen Sauerstoff zur Aufnahme durch das Blut heranzuschaffen und das bei körperlicher Belastung vermehrt gebildete Kohlendioxyd an die Außenluft abzugeben.

► Entsprechend den Vorstellungen der Traditionellen Chinesischen Medizin wird durch intensive cardiopulmonale Beanspruchung bei richtiger Ausführung sehr viel Qi aus der Umgebung, vor allem aus der Luft, aufgenommen und verbrauchtes Qi an die Umgebung abgegeben. Da Blut in der Chinesischen Medizin als eine sehr dichte und materielle Form von Qi betrachtet wird, können wir ermessen, welche Bedeutung die cardiopulmonal induzierte Qi-Interaktion des Organismus mit seiner Umgebung hat.

Was Nordic Walking grundsätzlich ist, wollen wir voraussetzen bzw. verweisen wir hier auf die entsprechende Fachliteratur, die es bereits wie Sand am Meeresstrand gibt. Für Einsteiger empfehlen wir die sanften, aber sehr praktikablen Unterweisungen von Pramann & Schäufle (2004 und 2006).

Was macht aber normales Nordic Walking zu Shaolin-Nordic Walking?

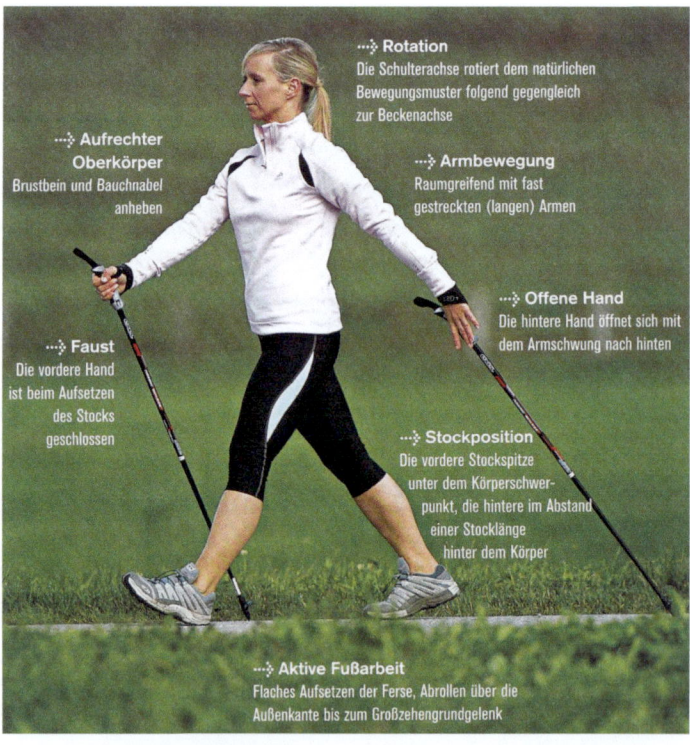

Abb. 31: Die Grundtechnik des Nordic Walkings – worauf es ankommt!
(Aus: Pramann & Schäufle, 2006, S. 37)

Wir haben schon bei den oben angeführten Gründen die Traditionelle Chinesische Medizin erwähnt. In dieser ist Qi Gong ganz allgemein eine der fünf tragenden Säulen zur Gestaltung von Heilungsprozessen und zur Gesundheitsvorsorge (neben Akupunktur/Akupressur, Kräutertherapie, Ernährungstherapie und Tuina-Massage). Shaolin-Qi Gong ist eine Qi Gong-Art neben hunderten anderen Arten, aber jene, die von den Mönchen des Shaolin-Klosters im Songshan-Gebirge in der Provinz Henan entwickelt, gepflegt und überliefert wurde und wird. Nordic Walking wird dann zum Shaolin-Nordic Walking, wenn zumindest Teile des von den Shaolin-Mönchen vorgestellten Shaolin-Qi Gong-Programms im Rahmen einer Nordic Walking-Tour richtig integriert werden.

Im Shaolin-Nordic Walking sind demnach Elemente

- des Öffnens der Energietore,
- der Ba jins,
- der 12 Yi-jin-jing-Bewegungen und
- der Energiemassage

eingebaut.

Dieser Einbau ist dann am optimalsten und effektivsten, wenn er mit viel Verständnis für die Yin-Yang-, die Qi- und die Fünf-Elemente-Konzeptionen der Chinesischen Philosophie und Medizin erfolgt. Streckenführung, Walking-Bewegungsvorstellungen und ihr Wechsel, Walking-Tempo und sein Wechsel, Unterbrechungen für explizites Üben von Elementen des Shaolin-Qi Gong-Programms, Lenkung der Aufmerksamkeit während des Walkens und Übens, all das sollte unter Berücksichtigung von Yin-Yang-, Qi- und Fünf-Elemente-Theorie sorgsam aufeinander abgestimmt werden. Zum Beispiel ist es empfehlenswert, eine Shaolin-Nordic Walking-Einheit so zu gestalten, dass sie gleichsam bewegungsstilistisch in Übereinstimmung mit Dynamik und Wesen des Wirkungskreises „Holz" begonnen und dann mit jeweiliger Dynamik und jeweiligem Wesen der Wirkungskreise „Feuer", „Erde" und „Metall" fortgesetzt wird, bis man schließlich mit der Dynamik und dem Wesen des Wirkungskreises „Wasser" die Einheit abrundet. Dieser Fünferzyklus könnte in einer einstündigen Walking-Tour auch zweimal, aber immer unter Bedachtnahme auf die Spezifität der jeweiligen Phase, durchgegangen werden.

Nach Shaolin Österreich zeichnen folgende Technik- und Trainingselemente Shaolin-Nordic Walking besonders aus (vgl. www.shaolinoesterreich.at, Shaolin Nordic Walking):

▶ Tai Chi-Schritt mit Forcierung der Wadenpumpe:

Aktives Abrollen der Füße von den Fersen über die Außenkanten bis zu den Großzehenballen und anschließendes leichtes aktives Abdrücken führt zu rhythmischem Spannen und Entspannen der

Wadenmuskeln, wodurch der Rückfluss des venösen Blutes aus den Beinen zum Herzen positiv beeinflusst wird. Aus energetischer Sicht kommt es zur Aktivierung und Harmonisierung der Fußreflexzonen. Da diese mit dem ganzen menschlichen Körper in Verbindung stehen, werden alle wichtigen Organe stimuliert.

► Aktive Unterarmpumpe:

Rhythmisches Öffnen und Schließen der Hände bei richtiger Führung der Stöcke aus den Schultern bewirkt ebenfalls durch Spannen und Entspannen der entsprechenden Muskulatur eine Verbesserung des Rückflusses des venösen Blutes zum Herzen und eine deutliche Verbesserung der Durchblutung der Schulter- und Nackenmuskulatur.

► Aufmerksamkeit auf den Einsatz der Schulter- und in der Folge auf die Einbeziehung der oberen Rückenmuskulatur beim rhythmischen Führen der Stöcke:

Dadurch kommt es über die Aktivierung des gesamten Schultergürtels und weiter Teile der die Wirbelsäule stützenden und bewegenden Rückenmuskeln zu einer dynamischen Verbindung zum Becken hin, welches seinerseits von der richtigen Bewegung der Beine her mobilisiert wird. Im Zusammenspiel mit den erweiterten Brustkorbbewegungen im Zuge der erforderlichen Atmungsvertiefung führt die dadurch entstehende Bewegung aller Teile des Rumpfes zusammen mit der Bewegung aller Gliedmaßen zur Ganzheitlichkeit des Shaolin-Nordic Walking, was

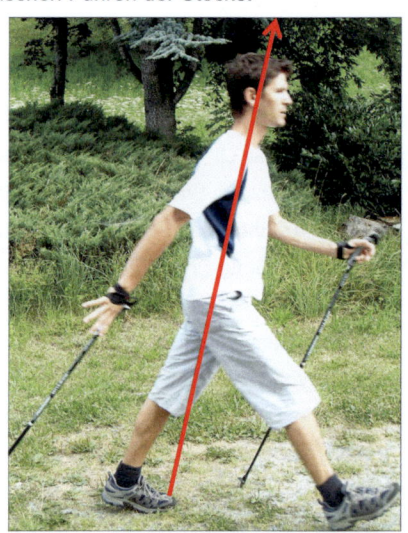

Abb. 32:
Shaolin Nordic Walking
mit Schultereinsatz, Körpervorlage,
Tai Chi-Schritt und Unterarmpumpe
(Aus: www.shaolinoesterreich.at, 10.09.2007)

mit mühelos fließendem Bewegungsgefühl belohnt wird.

► Persönlicher Atemrhythmus:

Dabei wird zunächst im Gehen der Atem nur beobachtet, was die Länge, die Tiefe, die Zuggeschwindigkeit und die Koordination mit der Schrittzahl anbelangt. Dann werden locker und spielerisch verschiedene Atem-Schrittzahl-Muster ausprobiert, z. B. 4 Schritte einatmen und 4 Schritte ausatmen oder 3 Schritte einatmen und 3 Schritte ausatmen oder 3 Schritte einatmen und 4 Schritte ausatmen etc. Das Einatmen muss dabei nicht die gleiche Länge wie das Ausatmen haben, es darf aber dabei nicht mehr Luft aufgenommen werden, als ausgeatmet wird, da es sonst zum Luftstau in der Lunge und zur Atembeeinträchtigung kommt. Durch dieses spielerische Experimentieren soll der optimale Atemrhythmus gefunden werden. Es ist jener Rhythmus, der sich bei längerem Gehen sehr gut anfühlt, in dem stundenlanges freudvolles Bewegen möglich wäre, der ein wohlig fließendes Körpergefühl vermittelt.

Im Fortgeschrittenenstadium werden zusätzlich vor allem zwei Techniken empfohlen (vgl. www.shaolinoesterreich.at, Shaolin Nordic Walking):

▶ Bodyscan:

Dabei wird während des Gehens von unten nach oben der ganze Körper bis in den letzten Winkel im Hinblick auf die gerade stattfindenden Bewegungen, Haltungen und Körpergefühle „durchgespürt": das Abrollen der Füße, das pumpende Spannen und Entspannen der Waden, die Elastizität in den Knien, die Arbeit der Oberschenkel, die leichte Rotationsbewegung des Beckens, der aufrechte Rumpf und der aufrechte Sitz des Kopfes auf der Wirbelsäule, die Streckung gegen den Himmel, die Bewegungsimpulse aus den Schultern und ihre leichte Vor- und Zurückbewegung in Verbindung mit lockerer Mitwirkung der Rückenmuskulatur, die Führung der Arme bis ganz hinter den Körper, bis der Ellbogen fast gestreckt ist, das richtige Öffnen und Schließen der Hände. – Bei etwas Übung gelingt der Bodyscan in ca. einer Minute. Um die Aufmerksamkeit immer wieder auf die richtige Körperarbeit zu konzentrieren, wird empfohlen, ihn während einer einstündigen Tour alle fünfzehn Minuten durchzuführen.

▶ Atempyramide:

Zunächst wird der Atem mit den Schritten koordiniert, z. B. 4 Schritte ein- und 4 Schritte ausatmen in drei Durchgängen. Dann wird schrittweise bis zur persönlichen Atemgrenze gesteigert, die z. B. bei 10 Schritten ein- und 10 Schritten ausatmen in drei Durchgängen liegt. Von der Atemgrenze arbeitet man sich wieder schrittweise

zurück zu 4 Schritten ein- und 4 Schritten ausatmen in drei Durchgängen. Abschließend geht man wieder in den persönlichen, nicht
willkürlichen Atemrhythmus über. – Bei dieser Übung merkt man
schon nach wenigen Wochen eine merkliche Verbesserung des
Atemvolumens. Die Atemzüge werden mächtiger und tiefer und es
kommt zu einer besseren Sauerstoffversorgung des Körpers, wodurch
wir uns vitaler und voller Energie fühlen.

In der Ausbildung zum/zur Shaolin-Qi Gong-Professionisten/-in wird auf die Schaffung eines
entsprechenden Verständnisses großer Wert gelegt.

Wenn wir fünfmal pro Woche bis täglich etwa zwanzig bis dreißig Minuten Shaolin-Qi Gong
betreiben, sind wöchentlich zwei etwa eineinhalbstündige Shaolin-Nordic Walking-Touren eine
gute Ergänzung, um gegen Mangel, Absinken, Stagnation und Rebellion des Qi vorzubeugen.

2.6.6 Sitzende Meditation (*Tso-ch'an/Zazen*) zur mentalen und spirituellen Fundierung

Wir empfehlen hier, bereits im Hinblick auf das 3. große Kapitel *„Burnout-Prophylaxe und
-Therapie durch Shaolin-Qi Gong"*, die sitzende Meditation (chin. *Tso-ch'an*; jap. *Zazen*) nicht
zu vergessen. Dies hat folgende Gründe:

2.6.6.1 Warum und wozu Tso-ch'an/Zazen/sitzende Meditation?

1. Tso-ch'an/Zazen zu praktizieren heißt, sich der Grundlosigkeit zu überlassen.
   Es gibt also keinen Grund, warum und wozu wir Zazen üben sollten. Dies
   ist ein paradoxer Grund, aber er führt zu Gelassenheit. Sich von einem
   bestimmten Grund oder von mehreren Gründen abhängig zu sehen oder
   sich an sie zu klammern, ist das Gegenteil von Gelassenheit. So wie aber
   jede Spannung Entspannung voraussetzt, so entspringt jegliche Lebenskraft und Energie aus dem Sich-Überlassen an Sein *und* Nichts im
   einfachsten Da.

2. Durch Tso-ch'an/Zazen wird versucht, eine richtige körperliche Haltung, einen ausgeglichenen seelischen Zustand und eine vollkommene geistige Offenheit wirken zu
   lassen:
   Körperhaltung, seelischer Zustand und geistige Gelassen- und
   Besonnenheit führen in der raum- und zeitlosen Stille des Augenblicks
   zum Aufgehen in der Allgegenwärtigkeit des Universums.

3. Tso-ch'an/Zazen hat einen stark ausgleichenden Einfluss auf das Autonome Nerven-
   sytem:

   Die beiden Teile des Autonomen Nervensystems, der sympathische und der
   parasympathische Anteil, funktionieren auf einander entgegengesetzte, aber
   zugleich ergänzende Weise. Kommen sie ins Gleichgewicht bzw. befinden
   sie sich in ihm, dann entsteht so
   etwas wie Harmonie.

4. Tso-ch'an/Zazen wird auch von den
   Shaolin-Mönchen regelmäßig praktiziert
   (und das wird schon seine Gründe haben,
   oder auch nicht).

Mayer beschreibt Zazen folgendermaßen:

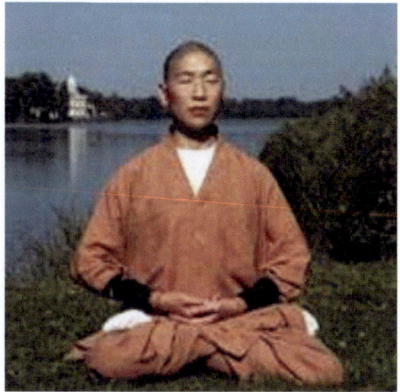

„Zazen zu praktizieren bedeutet, sich
aufrecht in der richtigen Körperhaltung auf
ein Kissen zu setzen, alle Gedanken
loszulassen und einfach nur zu sitzen. Durch
die Körperhaltung und die tiefe Atmung
kommt unser Autonomes Nervensystem in
sein natürliches Gleichgewicht, Körper und
Geist werden eins, und wir verwirklichen
direkt die Wirklichkeit jenseits unserer Gedanken und Gefühle.

Abb. 33:
Shaolin-Mönch in sitzender Meditation
(Aus: www.shaolinoesterreich.at, 12.09.2007)

Durch dieses Tun realisieren wir intuitiv, dass nicht nur Körper und Geist,
sondern auch wir selbst und das gesamte Universum nicht getrennt voneinander
– sondern eins sind." (Mayer: http://dogen-zen.de, Zazen, 12.09.2007)

2.6.6.2 Wie können wir Tso-ch'an/Zazen/sitzende Meditation praktisch realisieren?

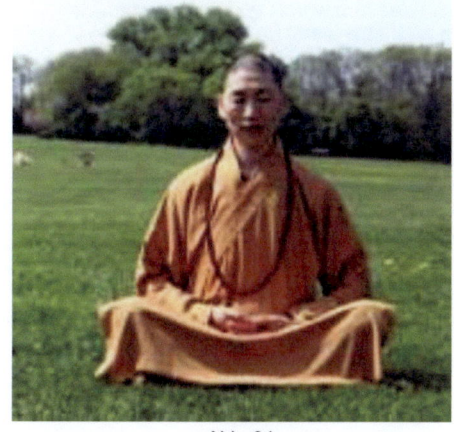

Die folgende Beschreibung ist keine von
einem Shaolin-Mönch, wohl aber eine, die von
Shaolin-Mönchen und von anderen, die die
sitzende Meditation praktizieren, inspiriert
wurde.

Abbildung 34 zeigt Abt Shi Yong Chuan in
sitzender Meditation. Er sitzt auf dem Boden,
genauer auf einer grünen Wiese. Ob er auf
einem Sitzkissen oder direkt auf dem Gras
sitzt, ist nicht erkenntlich, dürfte aber für die
meditative Haltung nicht entscheidend sein.
Die Beine scheinen wie beim Schneidersitz
gekreuzt, das heißt, dass seine Füße nicht auf

Abb. 34:
Abt SHI YONG CHUAN in sitzender Meditation
(Aus: www.shaolinoesterreich.at, 12.09.2007)

dem jeweils gegenüberliegenden Oberschenkel ruhen, wie dies im korrekten Lotussitz der Fall wäre (s. Abb. 33 auf Seite 95). Es ist anzunehmen, dass Abt Shi Yong Chuan durchaus auch im Lotussitz meditieren könnte, aber im abgebildeten Fall ist es nicht so. Wir können daraus schließen, dass die sitzende Meditation sowohl im Lotussitz (s. Abb. 33) als auch im Halblotussitz, bei dem nur ein Fuß auf dem gegenüberliegenden Oberschenkel ruht (keine Abb.), als auch im offenen Kreuz- bzw. Schneidersitz (s. Abb. 34 auf Seite 95) korrekt praktiziert werden kann. Je nach persönlicher Möglichkeit ist die entsprechende Sitzhaltung korrekt einzunehmen, das heißt, dass unab-hängig vom Ablageort der Füße die Rumpf- und Kopfhaltung gerade bzw. aufrecht sein soll. Das gelingt, wenn das Gewicht gleichmäßig verteilt auf den beiden Sitzbeinknorren ruht, die Wirbelsäule aus dem Becken physiologisch geschwungen (ohne Hohlkreuz, Rund- oder Flachrücken) zum Kopf hochsteigt, der weder in den Nacken, noch nach vorne oder zu einer Seite hin absackt. Der Scheitel strebt gleichsam gegen den Himmel. Die Arme hängen locker in den sich in Mittellage befindlichen Schultern. Die Unterarme werden je nach Sitzart von den Füßen oder den Oberschenkeln leicht abgestützt und die Rücken der rechten Finger werden auf die Innenseite der linken Finger gelegt. Die Handkanten berühren leicht den Unterbauch. Obwohl auf den beiden Bildern nicht zu sehen, aber bei anderen Gelegenheiten schon oftmals beobachtet, berühren die beiden Daumen einander, bilden eine gerade Linie, zeigen weder nach oben, noch nach unten. Die Hände bilden dabei ein schönes großes Oval. In beiden Abbildungen (33 und 34 auf S. 95) ist zu erkennen, dass die Meditierenden die Augen ganz geschlossen haben. Wir können aber auch mit leicht geöffneten Augen und flach nach vorne unten gerichtetem, auf einen Punkt fixierten Blick meditieren.

Was die Atmung und die Schulterhaltung anlangt folgen wir Mayers Beschreibung:

> „Es ist nicht notwendig, die Atmung während Zazen bewusst zu kontrollieren. Die korrekte Atmung ist keine Sache des Tuns, sondern [eine] des Zulassens. Unser Körper reguliert die Atmung ganz von alleine – unser Eingreifen würde diese natürliche Regulierung nur behindern. Auch konzentrieren wir uns während Zazen nicht auf den Atem oder beobachten diesen. Wir achten nur ein wenig darauf, dass wir vom Unterbauch ausgehend durch die Nase atmen, genauso wie wir darauf achten, dass unser Kopf nicht nach vorne fällt. Es ist wichtig, aus dem Atem kein Konzentrationsobjekt zu machen – den Atem nicht als etwas Getrenntes zu betrachten, auf … [das] ‚wir' uns konzentrieren. Am besten ist es den Atem einfach zu vergessen und sich ganz dem Sitzen zu widmen.
>
> Die Schultern sollten entspannt werden, jedoch vielmehr so, dass du dich in die Schultern fallen lässt, anstatt diese fallenzulassen bzw. nach unten zu drücken. Bei jedem Entspannen ist es wichtig nicht zusammenzusacken, die aufrechte Haltung beizubehalten. Achte darauf, weder mit zuviel noch mit zuwenig Spannkraft zu sitzen. Im Idealfall sitzt du ganz im Zuge der Schwerkraft, brauchst wenig Kraft um aufrecht zu sitzen – aber deine Haltung ist trotzdem aufrecht und voller Energie." (Mayer: http://dogen-zen.de, Zazen, 12.09.2007)

Daraus können wir erkennen, dass wir beim Atmen und beim Halten der Schultern nicht zu viel aktiv herumkünsteln sollten. – Der Mensch, aufgespannt zwischen Himmel und Erde, öffnet sich durch die aufrechte Haltung in beide Richtungen, vermittelt, verbindet und lässt absteigende und aufsteigende Energie hindurchfließen.

2.6.6.3 Was passiert nun während der sitzenden Meditation?

An sich sollten wir während der sitzenden Meditation nichts anderes tun als eben sitzen, sitzen mit Körper, Seele und Geist, mit ganzem Herzen sitzen. Das wird in der Regel nicht gleich gelingen. Ohne dass wir es wollen, drängen die verschiedensten Gedanken ins Bewusstsein, z. B. über Probleme in der Arbeit oder im privaten Bereich oder als Erinnerungen an nette Ereignisse oder über einen Film, der uns beeindruckte, oder eben nur darüber, ob wir richtig meditieren oder nicht. Vielleicht sinnen wir auch irgendeinem weisen Ausspruch nach, oder wir zählen einfach nur die Zeit ab, die wir sitzend verbringen. All das sind mehr oder weniger starke Abschweifungen von unserem Dasein als Sitzende:

> „Wenn wir dies tun [abschweifen, Anm. H.U.], denken wir aber und machen nicht mehr Zazen. Wir sind getrennt von Zazen, getrennt von unserer Lebenswirklich-keit, getrennt von der Wahrheit, getrennt vom Universum. Daher ist es entscheidend, dass wir, sobald wir merken dass wir von Zazen abgekommen sind, wieder mit Fleisch und Knochen zurückkehren zur Zazenhaltung und unsere Gedanken loslassen. Dieses mit Fleisch und Knochen ist wörtlich gemeint, denn Zazen machen wir mit dem Körper, und denken es nicht nur. Zu Zazen zurückzukehren bedeutet also nicht zu denken ‚Ich mache Zazen, ich bin mir dessen bewusst', sondern wir lassen das Denken einfach beiseite und sitzen einfach nur [da]. Zazen ist eine Haltung, und immer wieder zu dieser zurückzukommen, ist es, worauf es beim Zazen ankommt. Wenn wir uns in Gedanken verlieren, fällt uns in der Regel der Kopf etwas nach vorne, oder die Daumen fallen nach unten etc. Wenn wir dies merken, korrigieren wir einfach die Haltung und kehren zur korrekten Zazenhaltung zurück. Das ist alles.
> …
> Dies bedeutet völlig im Hier und Jetzt zu sitzen, ohne sich um den Zustand seines Geistes zu kümmern. Wir versuchen weder die Gedanken anzuhalten, noch versuchen wir herauszufinden, wo diese herkommen, oder unsere Gedanken zu beobachten. Auch folgen wir den Gedanken nicht, sondern kommen einfach immer wieder zu unserer Lebenswirklichkeit, zu Zazen zurück. Es ist hierbei wichtig, die Gedanken nicht als etwas Konkretes zu behandeln, sondern diesen einfach keine weitere Beachtung zu schenken. Wir sitzen ‚jenseits des Denkens', inmitten der Gedanken." (Mayer: http://dogen-zen.de, Zazen, 12.09. 2007)

2.6.6.4 Wie lange, wie oft und wo soll Tso-ch'an/Zazen/sitzende Meditation praktiziert werden?

Optimal wäre ein tägliches Üben, da sich dadurch der ausgeglichene Zustand von Körper, Seele und Geist, welcher sich auf ganz natürliche Weise im Zuge der sitzenden Meditation einstellt, schrittweise auf den gesamten Alltag ausdehnt.

> „Normalerweise dauert eine Zazenperiode 30 bis 45 Minuten. Zu Beginn ist dies jedoch für die meisten etwas zu lange, daher ist es besser mit 20-30 Minuten anzufangen, und die Dauer dann langsam auf 30-45 Minuten auszudehnen.

Zazen wird am besten am Morgen bei Sonnenaufgang, oder abends bei Sonnenuntergang geübt.

Für Zazen ist ein möglichst ruhiger, sauberer und heller Raum geeignet. Der Raum sollte angenehm warm im Winter und kühl im Sommer sein sowie möglichst frische, lebendige Luft enthalten. Zwischen einer Mahlzeit und dem Beginn von Zazen sollte einige Zeit (mindestens 30 Minuten) vergangen sein – auch sollten weder Alkohol noch sonstige Drogen Körper und Geist trüben" (Mayer: http://dogen-zen.de, Zazen, 12.09.2007).

Das Erreichen der hier von Mayer angegebenen Zeiten für die sitzende Meditation wäre ideal, lässt sich aber in den meisten Fällen im westlichen Lebensablauf bei weitem nicht realisieren. Trotzdem wäre es gut, täglich wenigstens 15 Minuten für sitzendes Meditieren aufzubringen, frei nach dem Motto: *Ideale sind wie Sterne; wir erreichen sie niemals, aber wie die Seefahrer auf dem Meer richten wir unseren Kurs nach ihnen*.

2.6.7 Richtige Haltung

Bei der Haltung unterscheiden wir eine innere und eine äußere Komponente. Erst durch das stimmige Zusammenspiel der inneren und der äußeren Haltung kommen die Shaolin-Qi Gong-Bewegungen optimal zur Wirkung. Die innere mentale Haltung ist deshalb genauso sorgfältig zu erarbeiten und zu beachten wie die korrekte Ausführung der äußeren Bewegungsabläufe. (Vgl. Egger et al., 2006, S. 90)

2.6.7.1 Richtige innere Haltung

Der größte Unterschied von Shaolin-Qi Gong zu einer durchaus auch, aber eben anders wirksamen Funktionsgymnastik oder Körperarbeit westlicher Art liegt unseres Erachtens in der inneren Haltung. Diese ist im Shaolin-Qi Gong vor allem durch die alte chinesische Philosophie und Medizin und die buddhistischen Lehren und das damit über Jahrtausende und Jahrhunderte entstandene östliche Menschen- und Weltbild anders fundiert als in westlichen Kulturen. Die Feststellung dieser andersartigen Fundierung der inneren Haltung bedeutet aber nicht, dass damit eine Über- oder Unterlegenheit verbunden wäre. Die Andersartigkeit von Shaolin-Qi Gong lässt sich aber erst dann erfahren, wenn wir uns auf sie zumindest partiell oder fallweise mit ganzem Herzen einlassen.

Anders als in einer von der oberflächlich emotionalisierenden und zunehmend aus dem Bauch heraus sich orientierenden Projekt-, Event- und Spaßgesellschaft westlicher Provenienz geprägten Sportkultur spielt in der östlichen Körperarbeit das Denken eine zentrale Rolle, wobei damit nicht ein geschäftiges Sammeln oder Konstruieren und Darlegen von Fakten, Argumentieren, Resümieren und Überzeugen gemeint ist, sondern eher ein gelassenes Gewahrsein im Hier und Jetzt. In der unverborgenen Überlassenheit des Seins an das Da lenkt Geist Energie, Shen Qi.

Eine ähnliche, wenn auch möglicherweise nicht ganz so vorbehaltlos an die östliche Haltung sich hingebende Auffassung vertreten Egger et al.:

> „Wenn das Denken ruhig ist und im Einklang mit dem Köper, kann die Energie frei fließen. Häufig stört das »Affengeschnatter« eines überaktiven Verstandes, wie es die Asiaten oft nennen, die kontemplative Haltung und das Einfach-fließen-Lassen. Denken kann das Üben unterstützen, wenn es auf die inneren Abläufe bei den einzelnen Übungsformen ausgerichtet ist. Visualisieren verstärkt die Wirkung. Für den Körper machen vorgestellte Bilder im Gegensatz zu Erlebtem keinen Unterschied in punkto Emotionen. Zum Beispiel können selbst vorgestellte Lasten schweißtreibend sein.
>
> Wenn das Denken, die Vorstellungsgabe, den Körper unterstützt, seine Grenzen zu überschreiten, findet er ganz natürliche Wege, mehr und mehr zu leisten. Eine entspannt-konzentriert ausgerichtete innere Haltung hilft die Energie zu leiten, denn Energie folgt der Aufmerksamkeit." (Egger et al., 2006, S. 90)

In diesem Zusammenhang müssen wir aber sehr vorsichtig sein, um das Denken als Gewahrsein im Hier und Jetzt nicht zu instrumentalisieren. Es geht unserer Ansicht nach dabei nicht darum, dass der Körper durch das Denken unterstützt wird, seine Grenzen zu überschreiten und mehr und mehr zu leisten. Es geht vielmehr um die Vollkommenheit, und die ist, weil vor und in jeglichem Raum und jeglicher Zeit, nicht von Grenzen und Leistungen abhängig. Die Vorstellungen vom Überschreiten oder Hinausschieben von Cronzen und vom Leisten als rein quantitativ wertendes Maß scheinen uns langfristig und qualitativ gesehen eher in die Irre zu führen, was allmählich auch schon in der heutigen Welt des Spitzensports mehr und mehr transparent wird.

Wir suchen also die richtige innere Haltung nicht deshalb, weil wir Grenzen verschieben oder überschreiten oder mehr und mehr leisten wollen, sondern weil wir niemand anderer sein wollen als eben die, die wir eben sind. Leid, Krankheit, ja auch das Böse schlechthin ist im Grunde nichts anderes als die körperlich-seelisch-geistige und soziale Distanz zu sich selbst, womit aber nicht gesagt ist, wie stark dieser Zustand ist (eine quantitative Aussage) und wodurch er ausgelöst wurde bzw. wird (eine auf die Verursachung gerichtete Aussage). Sicher scheint, dass sich mit zunehmender Distanz Leid, Krankheit und Bösartigkeit vergrößern und umgekehrt mit abnehmender Distanz verringern.

Im Rahmen von Shaolin-Qi Gong versuchen wir also mit unserem Vorstellungsvermögen die uns vervollkommnende und insofern heilende Kraft des persönlich vollkommenen und insofern heilen Bewegens wirken zu lassen. Praktisch, aber mehr technisch-instrumen-talistisch formuliert klingt das folgendermaßen:

> „Sich ein geistiges Bild zu machen, hilft die Übungsabläufe immer mehr im Körper verankern und bei Bedarf wieder abzurufen. Wir lernen durch Vorbildwirkung. Insofern ist ein Lehrer oder eine Lehrerin immer sehr hilfreich und wichtig, um die richtigen Übungsabfolgen und einen fließenden Übergang zwischen den Übungen einzustudieren. …

Zu viel Anleitung und Reden erzeugt oft Stress und Leistungsdruck. Hier ist das richtige Maß zu finden. Der Verstand will sich gerne erinnern und alles richtig machen, doch das Unbewusste versteht einfach durch nachmachen. Shaolin-Mönche sind meist wortkarg und lehren durch ihre Vorbildwirkung. Sie erzeugen ein Feld der Ruhe, das die Student/innen mit trägt und unterstützt, ihren Rhythmus zu finden. Kinder lernen auch Laufen, ehe die Eltern erklären können, wie Laufen geht.

Je mehr sich der Geist beruhigt, desto unwillkürlicher fließt die Bewegung meist wie von selbst und mit ihr das Qi. Dann erfolgt ein inneres Aufgehen in der Bewegung und im Üben, so wie Kinder aufgehen in ihrem Spiel. Ohne zu denken heißt jedoch nicht völlig ohne Bewusstsein. Erst wenn das „Affengeschnatter" endet, hat der Beobachter Raum für Bewusstheit. Bewusst die Abfolge wahrnehmen und sie beobachten, heißt jedoch nicht kontrollieren." (Egger et al., 2006, S. 90f.)

2.6.7.2 Richtige äußere Haltung

In Abstimmung mit der richtigen inneren Haltung sollte auch eine richtige äußere Haltung erarbeitet werden, denn erst sie ermöglicht das optimale Fließen der Energie und die beste Wirkung der Shaolin-Qi Gong-Bewegungen. Egger et al. bemerken dazu:

„Die richtige Körperhaltung beim Shaolin-Qi Gong gewährleistet einen optimalen Energiefluss und die gewünschte Wirkung der 12 Yi-jin-jing-Übungen. Da manchmal kleine Veränderungen im Außen eine große Wirkung haben, ist es zu empfehlen, die richtige Körperhaltung nur von Profis abzuschauen. Kann die Energie, das Qi, beim Üben nicht frei fließen, bildet sich ein Energiestau oder Energie geht verloren." (2006, S. 97)

Wir meinen, dass dieses Abschauen von den Profis vor allem im Sinne eines Anregens zum Erarbeiten des optimalsten persönlichen Bewegungsstils verstanden werden soll, da ein Nachäffen eines fremden Bewegungsstils auf Biegen und Brechen kaum im Sinne der Shaolin-Qi Gong-Idee, sich im Einklang mit dem Universum optimal zu entfalten, sein kann und unseres Erachtens mehr Risiken und Gefahren als Vorteile birgt. Gute Shaolin-Qi Gong-Vermittler/-innen werden einerseits ihr im persönlichen Optimierungsprozess weit fortge-schrittenes Bewegen als Bewegungsvorbild anbieten, andererseits aber darauf achten, dass ihre Klienten/-innen nicht versuchen, es blind zu kopieren, sondern versuchen, sich auf ihr persönliches Optimum zuzubewegen. Es ist nicht Sinn und Zweck von Shaolin-Qi Gong, dass jeder/-e sich so wie ein Shaolin-Mönch bewegt, sondern dass jeder/-e seiner/ihrer persön-lichen Bewegungsvollkommenheit näher kommt und insofern zur persönlichen Heilwerdung bzw. Heilung beiträgt.

Die richtige äußere Haltung beginnt bei einem stabilen, gut geerdeten Stand und betrifft in der Folge auch alle Bewegungen bis zum Schluss einer Bewegungseinheit. Sie sollte sowohl während des Durchbewegens in der einzelnen Bewegungseinheit als auch in der Abfolge mehrerer Bewegungseinheiten im Laufe der Zeit nicht schleichend erodieren. Dazu empfiehlt sich nach dem Erlernen der richtigen inneren und äußeren Haltung in persönlicher Interaktion mit Shaolin-Qi Gong-Lehrpersonen und dem gecoachten, letztlich aber selbständigen Einbau in den persönlichen Tages-, Wochen-, Monats- und Jahresverlauf ein regelmäßig in bestimmten Zeitabschnitten einfühlsam kontrollierendes und korrigierendes Feedback. Von visuellen Veranschaulichungen gezeichneter, fotografischer oder filmischer Art und von rein verbalen Beschreibungen richtiger Haltung und Bewegung im Shaolin-Qi Gong nehmen wir aus den bereits mehrfach genannten Gründen Abstand.

2.6.8 Natürliches Atmen

Mit Egger et al. heben wir die Bedeutung des natürlich fließenden Atmens folgendermaßen hervor:

> „Der Atem ist der Träger der Qi-Bewegung und unterstützt dabei, die Energie zu lenken und im Körper aufzubauen. Fließen Bewegung und Atem ganz natürlich zusammen, ist der persönliche Rhythmus verwirklicht. Je länger stetig geübt wird, desto leichter gelingt es. Anfangs wird die Bewegung geübt, daran koppelt sich der Atem. Später, wenn der Atem natürlich fließt, passt sich die Bewegung von selbst dem Atmen an. Beim Einatmen wird der Körper größer, beim Ausatmen kleiner. Die Verbindung von Bewegung und Atem vergrößert auch die Leistungsfähigkeit des Körpers, der Atem stellt die Vernetzung von Geist und Qi her.
> … Die Verbindung von Ein- und Ausatmen ist eine sanfte und fließende, jeweils ohne Anhalten, … . Ohne Kraft stetig auszuatmen regt den Parasympathikus an und hat damit Einfluss aufs Nervensystem. Lediglich Kampfmönche atmen [im Rahmen von Kampfbewegungen, Anm. H.U.] mit Kraft aus. Shaolin-Qi Gong zur Gesundheitsvorsorge hat jedoch andere Ziele. Atmen wird als »das Schwingen der Seele« betrachtet. – Es atmet mich. – Je mehr der Atem von selber fließt, desto mehr fließt die Bewegung mit ihm.
> Die Bewusstheit während des Übens ist auf innere Abläufe und auf den Atem gerichtet [ohne ihn zu kontrollieren, Anm. H.U.]. Dabei hilft die bildliche Vorstellung, wie der Atem durch den Körper fließt und die Energie in Bewegung bringt, die sich schließlich im unteren Dan Tien sammelt, dem [lt. TCM] energetischen Zentrum vier Finger breit unter dem Nabel … . Wenn der Brustkorb entspannt ist und der Atem frei fließt, kann das Qi nach unten sinken und diesen Energiespeicher auffüllen. Ist der Brustkorb angespannt, kann Qi aufsteigen und auch zu aggressiven Regungen führen. Mit Hilfe des Atmens können auch starke Emotionen leichter abgebaut werden. Bei manchen Emotionen wird die Atmung flacher. Shaolin-Qi Gong hilft in diesen Fällen wieder bewusst tiefer zu atmen.
> Tiefe Bauchatmung unterstützt dabei, das untere Dan Tien offen zu halten und die Energie in die höheren Zentren zu verlagern, wo sie umgewandelt und verfeinert wird." (Egger et al., 2006, S. 99)

Der größte Feind des natürlichen Atmens ist nach unserer Auffassung eine instrumentalistische Einstellung zum Atmen. Das heißt, sobald das Atmen bewusst für einen bestimmten Zweck eingesetzt wird, der nichts mit ihm selbst zu tun hat, z. B. um bewusst Stress abzubauen, verliert es notgedrungen seine Natürlichkeit. Es ist dann bloßes Mittel zum Zweck und nicht Zweck an sich selbst. Nun könnten wir einwenden, dass eben der

Hauptzweck des Atmens das Einbringen von Sauerstoff in den Körper und das Abgeben von Kohlendioxyd an die Außenluft sei, aber genau in dieser funktionalistisch-instrumentalistisch eingeschränkten Anschauung wird der Selbstzweck des Atmens als ständig mit der Umwelt interagierende Lebensbewegung völlig aus den Augen verloren. Lassen wir uns deshalb, wie im zweiten Absatz des angeführten Zitats angesprochen, wirklich atmen, lassen wir es einfach nur zu, ohne damit im hintersten Winkel unseres Bewusstseins irgendein bestimmtes egozentriertes Ziel zu verfolgen. Wir dürfen uns zwar der entstressenden inneren Weitung und Weite, dem inneren Fluss der Energie und der erfrischenden Entgiftung im Rahmen unseres natürlichen Atmens bewusst werden, aber bewusst ein natürliches Atmen zum Erreichen dieser Effekte herzustellen ist performativ unmöglich. Ein spielerisches Experimentieren mit der Atmung verletzt deren Selbstzweckhaftigkeit umso weniger, je mehr dabei die Offenheit des Spielens gewahrt bleibt. Es muss hier aber warnend darauf hingewiesen werden, dass dann auch beim offenen und freien Spielen funktionalistischer Instrumentalismus nichts zu suchen hat.

Haben wir also mit ganzem Herzen vor der primären Selbstzweckhaftigkeit natürlicher Atmung Respekt und lassen wir uns zumindest im Rahmen unserer Shaolin-Qi Gong-Einheiten einfach nur atmen ohne sonstige hinterlistige Motive zu verfolgen.

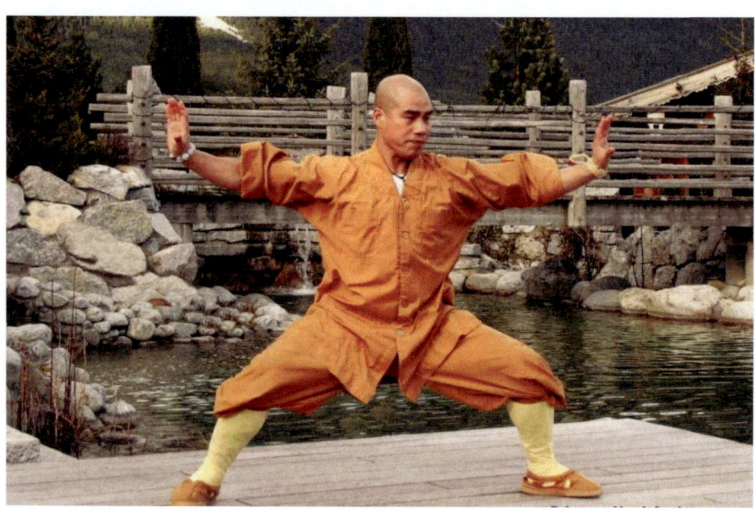

Abb. 35:
Großmeister SHI YAN LIANG beim Yi jin jing-Qi Gong
(Aus: http://shaolinkultur.at/fotosvideos/shi-yan-liang/02.07.2014)

2.7 Zur medizinischen Wirkung von Shaolin-Qi Gong

In diesem Unterkapitel soll in groben Zügen skizziert werden, wie Shaolin-Qi Gong auf den bzw. im menschlichen Körper wirkt. Wir unterscheiden dabei zwei große Betrachtungs-ansätze, den der westlichen und den der östlichen Medizin, im speziellen den der Traditionellen Chinesischen Medizin (TCM). Wir betonen, dass wir hier zu jedem der beiden Ansätze nur exemplarisch einige Hauptwesenszüge erwähnen können, da beide medizinische Richtungen ungemein umfangreiches und vielfältiges Material zu Theorie und Praxis von Erkennen (Diagnose), Ursache (Ätiologie), Verlauf (Pathogenese), Behandlung (Therapie) und Vorbeugung (Prävention) von Krankheiten zur Verfügung stellen.

2.7.1 Wirkung von Shaolin-Qi Gong aus westlicher Sicht

Aus westlicher Sicht wirkt sich regelmäßiges Shaolin-Qi Gong qualitativ und/oder quantitativ auf folgende Körperstrukturen besonders positiv aus:

- auf die Muskulatur,
- auf die Sehen und Bänder,
- auf die Gelenke und Knochen,
- auf die Lunge und die Atmung,
- auf das Herz-Kreislaufsystem,
- auf das Lymphsystem und
- auf das Nervensystem und die Psyche

(vgl. Egger et al., 2006, S. 155ff.).

Die Beschreibung der positiven Wirkung von Shaolin-Qi Gong geht dabei von einem bestimmten Verständnis vom speziellen Bau (Anatomie) und den speziellen natürlichen bzw. gesunden Funktionen (Physiologie) der einzelnen körperlichen Strukturen aus und unter-scheidet sich praktisch kaum von Beschreibungen der positiven Wirkung von richtig betriebenem Bewegungssport im allgemeinen westlichen Verständnis. Auch die Wirkung auf die Psyche wird nicht anders beschrieben als bei diesem. Wir könnten also folgenden stark vereinfachenden Schluss ziehen: Richtig betriebener Bewegungssport ist gesund, richtig ausgeführte Shaolin-Qi Gong-Bewegungen sind gesund, also gehört richtiges Shaolin-Qi Gong zu richtig betriebenem Bewegungssport. Shaolin-Qi Gong wäre demnach nichts anderes als eine bestimmte Art von Bewegungssport, und richtig betriebener Bewegungssport ist nun mal gesund, was schon tausendfach be- und erwiesen wurde.

Warum sollten wir also Shaolin-Qi Gong betreiben, um positive Effekte auf die oben genannten Körperstrukturen und die Psyche zu erzielen, wenn wir das Gleiche auch mit unseren bisherigen Mitteln des Bewegungssports erzielen können? Oder geht es vielleicht nur

um den exotisch klingenden Namen und die damit verbundene Idealisierung der Bewegungs-
fähigkeiten der Shaolin-Mönche einschließlich heimlicher Wunschidentifikation ohne
Rücksicht auf die eigene Identität? Warum scheint das Fremde wertvoller oder bewegender
als das Vertraute? Handelt es sich bei Shaolin-Qi Gong nur um eine spezielle Motivations-
form? – Ein Gefühl für die möglichen Antworten auf diese oder ähnliche Fragen scheinen wir
über den Ansatz westlicher Medizin (vgl. Urach, 2006a) nicht in ausreichend zufrieden
stellender Weise zu entwickeln. Wir wollen aber vorweg betonen, dass auch der Ansatz der
TCM für sich alleine uns kaum zur gewünschten Befriedigung führen kann. Es scheint, als ob
nur beide Ansätze in wechselseitiger Ergänzung das Geheimnis der eigentümlich positiven
Wirkung von Shaolin-Qi Gong verdeutlichen können.

2.7.2 Wirkung von Shaolin-Qi Gong aus der Sicht der Traditionellen Chinesischen Medizin

Wir wollen hier drei Grundkonzeptionen hervorheben, die für die Wirkung von Shaolin-Qi
Gong aus der Sicht Traditioneller Chinesischer Medizin maßgeblich sind:

> ► die Yin-Yang-Theorie,
> ► die Fünf-Elemente/Wandlungsphasen-Theorie und
> ► die Qi-Theorie.

Mit der ausführlichen Beschäftigung mit jeder der drei Theorien im philosophischen und
medizinischen Kontext ließen sich dicke Bücher füllen. Exemplarisch verweisen wir im
medizinischen Zusammenhang auf Maciocia (1997a und 1997b), der sich umfangreich und
authentisch mit der Thematik beschäftigte. Kürzere, aber durchaus ausreichende Er-
läuterungen finden wir in Egger et al. (2006) und in Urach (2006b).

Hier geht es nun lediglich um ein Hineinschnuppern zur Schaffung einer Verständnisbasis für
die eigentümliche Wirkungsweise von Shaolin-Qi Gong.

2.7.2.1 Yin-Yang

Giovanni Maciocia schreibt dazu:

„Das Yin-Yang-Konzept hat mit jenem von Qi die chinesische Philosophie über
die Jahrhunderte durchdrungen und unterscheidet sich radikal von jeglichen
westlichen philosophischen Ideen. Im Allgemeinen basiert die westliche Logik
auf der Gegenüberstellung von Gegensätzen – die Grundannahme der
aristotelischen Logik. Demgemäß können zwei gegensätzliche Aussagen, wie
‚Der Tisch ist rechteckig' und ‚Der Tisch ist nicht rechteckig' [nach dem logischen
Grundsatz vom zu vermeidenden Widerspruch, Anm. H.U.] nicht beide richtig
sein. Diese Annahme hat das westliche Denken nunmehr seit mehr als 2000
Jahren geprägt.

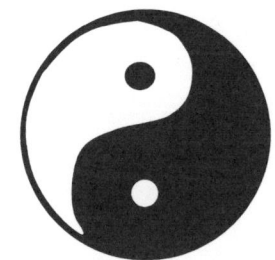

Das chinesische Yin-Yang-Konzept ist von diesem Denksystem grundlegend verschieden: Yin und Yang repräsentieren gegensätzliche, jedoch einander ergänzende Eigenschaften. Jedes Ding, jedes Phänomen kann gleichzeitig es selbst und sein eigener Gegensatz sein. Außerdem enthält Yin den Keim des Yang und umgekehrt, so dass, im Gegensatz zur aristotelischen Logik, A auch Nicht-A sein kann." (1997a, S. 1)

Abb. 36: Das Symbol von Yin (schwarz) und Yang (weiß) (Vgl.: Maciocia, 1997a, S. 5)

Das Wesen von Yin-Yang besteht in der zyklischen zweiphasigen Beschreibung jeglicher Erscheinung im Universum. Folgende Tabellen und Abbildungen sollen einen kleinen Einblick vermitteln, worin die Yin-Yang-Konzeption wurzelt:

Yang	Yin
Licht	Dunkelheit
Sonne	Mond
Helligkeit	Schatten
Aktivität	Ruhe
Himmel	Erde
rund	flach
Zeit	Raum
Osten	Westen
Süden	Norden
links	rechts

Tab. 11:
Erste Entsprechungen von Yin und Yang
(Vgl.: Maciocia, 1997a, S. 4)

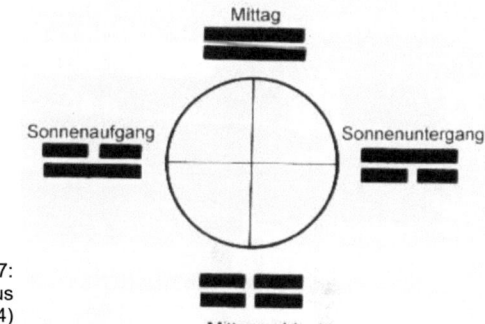

Abb. 37:
Yin-Yang im Tageszyklus
(Aus: Maciocia, 1997a, S. 4)

Frühling =	Yang im Yin ["Kleines Yang"]	=	Wachstum des Yang
Sommer =	Yang im Yang ["Großes Yang"]	=	maximales Yang
Herbst =	Yin im Yang ["Kleines Yin"]	=	Wachstum des Yin
Winter =	Yin im Yin ["Großes Yin"]	=	maximales Yin

Tab. 12:
Yin-Yang im Zyklus der Jahreszeiten
(Vgl.: Maciocia, 1997a, S. 4)

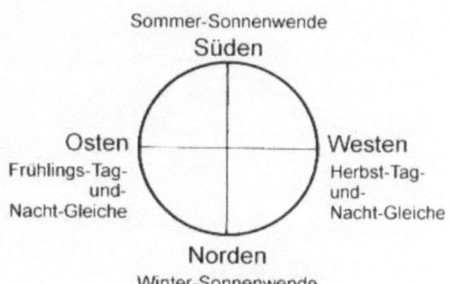

Abb. 38:
Yin-Yang im Zyklus der Jahreszeiten
(Aus: Maciocia, 1997a, S. 4)

105

Yin und Yang stehen auch für zwei Phasen im Prozess der Wandlung und Transformation aller Dinge des Universums. Darauf bezieht sich folgend Tabelle:

Yang	Yin
immateriell	materiell
produziert Energie	produziert Form
zeugt	wächst
nicht-substantiell	substantiell
Energie	Materie
Expansion	Kontraktion
Aufsteigen	Absinken
oben	unten
Feuer	Wasser

Tab. 13:
Weitere Entsprechungen von Yin und Yang
(Vgl.: Maciocia, 1997a, S. 5)

Wenngleich Yin und Yang für gegensätzliche Stadien stehen, bilden sie doch eine Einheit und ergänzen einander, was im bekannten Yin-Yang-Symbol zum Ausdruck kommt (s. Abb. 36 auf S. 105). Yang enthält den Keim für Yin und umgekehrt. Nichts ist gänzlich Yin oder gänzlich Yang. Yang wechselt in Yin über und umgekehrt. Beide sind voneinander abhängig, können sich wechselseitig verbrauchen bzw. umwandeln. Wichtig ist, dass das Yin-Yang-Verhältnis dabei im Gleichgewicht bleibt.

Was die Körperstruktur anbelangt können folgende relative Yin-Yang-Bezüge unterschieden werden:

Yang	Yin
oben	unten
außen	innen
posterolaterale Oberfläche	anteromediale Oberfläche
Hinterseite	Vorderseite
Funktion	Struktur

Yang	Yin
Rücken	Vorderseite (Thorax, Abdomen)
Kopf	Körper
außen (Haut, Muskeln)	innen (Organe)
oberhalb der Taille	unterhalb der Taille
posterolaterale Oberfläche der Extremitäten	anteriore, interiore, mediale Oberfläche der Extremitäten

Yang-Organe	Yin-Organe
Funktion der Organe	Struktur der Organe
Qi	Blut, Körperflüssigkeiten
Abwehr-Qi	Nähr-Qi

Tab. 14:
Yin-Yang-Eigenschaften von verschiedenen Körperteilen, Organen und Energien
(Vgl.: Maciocia, 1997a, S. 8)

In der klinischen Praxis der TCM werden folgende Leitkriterien eingesetzt:

Yang	Yin
Feuer	Wasser[6]
heiß	kalt
rastlos, unruhig	ruhig
trocken	feucht
hart	weich
Erregung	Hemmung
schnell	langsam
nicht-substantiell	substantiell
Transformation, Wandel	Bewahrung, Speicherung, Erhaltung

Tab. 15: Yin-Yang-Leitkriterien in der klinischen Praxis der TCM
(Vgl.: Maciocia, 1997a, S. 10)

Die wichtigsten klinischen Manifestationen lassen sich folgendermaßen subsumieren:

Yang	Yin
Akute Krankheit	Chronische Krankheit
Rascher Beginn	Langsamer Beginn
Rasche Änderung der Krankheit	Schleichende Krankheit
Hitze	Kälte
Unruhe, Schlaflosigkeit	Schläfrigkeit, Lustlosigkeit
Wirft die Bettdecke ab	Möchte zugedeckt werden
Liegt lieber ausgestreckt	Rollt sich lieber zusammen
Heiße Extremitäten, heißer Körper	Kalte Extremitäten, kalter Körper
Rotes Gesicht	Blasses Gesicht

Fortsetzung:

Yang	Yin
Vorliebe für kalte Getränke	Vorliebe für warme Getränke
Laute Stimme, redet viel	Leise Stimme, redet nicht gerne
Heftige Atmung	Seichte, schwache Atmung
Durst	Kein Durst
Spärlicher, dunkler Harn	Reichlicher, blasser Harn
Verstopfung	Weiche Stühle
Rote Zunge, gelber Belag	Blasse Zunge
Voller Puls	Leerer Puls

Tab. 16: Die wichtigsten klinischen Manifestationen und ihre Zuordnung
(Vgl.: Maciocia, 1997a, S. 12)

Wir haben hier die Tabellen 11 bis 16 deshalb vorgestellt, weil auch Shaolin-Qi Gong in der Regel im Einklang mit der Yin-Yang-Konzeption gestaltet wird. Das heißt, dass das fließende Ein- und Ausatmen, der genau geregelte Wechsel von Spannung und Entspannung der

---

[6] „Feuer – Wasser ist eine der grundlegenden Yin-Yang-Dualitäten in der Chinesischen Medizin. Obwohl diese Begriffe der Fünf Wandlungsphasen-Theorie entstammen, besteht hier eine Überschneidung mit der Yin-Yang-Theorie." (G. Maciocia, 1997a, S. 10)

Muskulatur und das Bewegen und Halten der einzelnen Körperteile auf eine Harmonisierung von Yin und Yang ausgerichtet sind. In erweitertem Sinne können alle Abläufe in einer ganzen Bewegungseinheit, aber auch der Einbau des Shaolin-Qi Gong-Programms in den Tages-, Wochen-, Monats- und Jahresablauf in Abstimmung mit der jeweils individuellen Yin-Yang-Situation erfolgen. Im Hinblick auf die weitläufige Verflechtung der Yin-Yang-Konzeption in der ganzen Chinesischen Medizin können wir nur auf entsprechende Spezialliteratur verweisen, z. B. Maciocia 1997a und 1997b oder Urach 2006b (Auszüge davon).

2.7.2.2 Fünf Elemente/Wandlungsphasen (Wu xing)

Gleich vorweg sei darauf hingewiesen, dass wir hier die Begriffe „Elemente" und „Wandlungsphasen" trotz unterschiedlicher semantischer Anmutungsqualität synonym verwenden. Das liegt darin begründet, dass das unterschiedlich Anmutende sich auf ein und dasselbe Phänomen bezieht.

Die Fünf Wandlungsphasen (Wu xing) sind ebenfalls eine zentrale Theorie der traditionellen chinesischen Philosophie. Sie werden in verschiedenen Bereichen genutzt, vor allem auch in der Medizin. Sie beschreiben die verschiedenen Entwicklungsstadien eines Systems in der Zeit, wobei eine kreisförmige Aufeinanderfolge von Wandlungszuständen entsteht. Jede Phase ist ein eigener charakteristischer Prozess, bedingt aber gleichzeitig die nächste Phase. Die im „Ernährungszyklus" (s. Abb. 40 u. 41) angrenzenden Phasen haben eine besonders enge Beziehung, es hängen jedoch alle Phasen miteinander zusammen. Sie veranschaulichen das zyklische, fließende Gleichgewicht in einem lebendigen System.

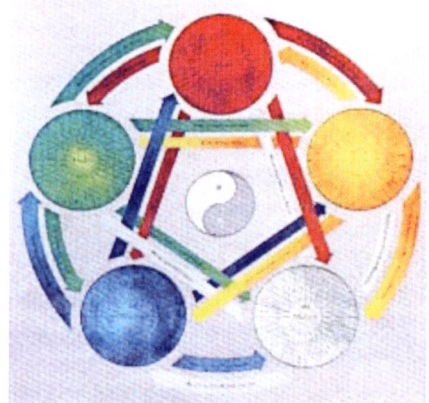

Abb. 39:
Die Fünf Wandlungsphasen
Holz (grün) – Feuer (rot) – Erde (gelb)
– Metall (weiß) – Wasser (blau)
(Aus: Urach, 2006b, S. 62)

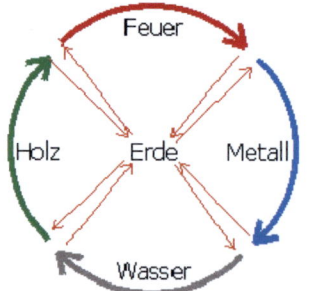

Die Phasen werden aufgrund ihrer symbolhaften Ähnlichkeit nach Naturelementen benannt (s. Abb. 39 und Abb. 40). Die Bezeichnung „Element" ist allerdings wesentlich weniger aussagekräftig als die Bezeichnung „Wandlungsphase".

Abb. 40:
Klassische Kleeblatt-Darstellung der Fünf Wandlungsphasen
(Aus: http://commons.wikimedia.org/wiki/Image:Tcm_wp_klee.gif)

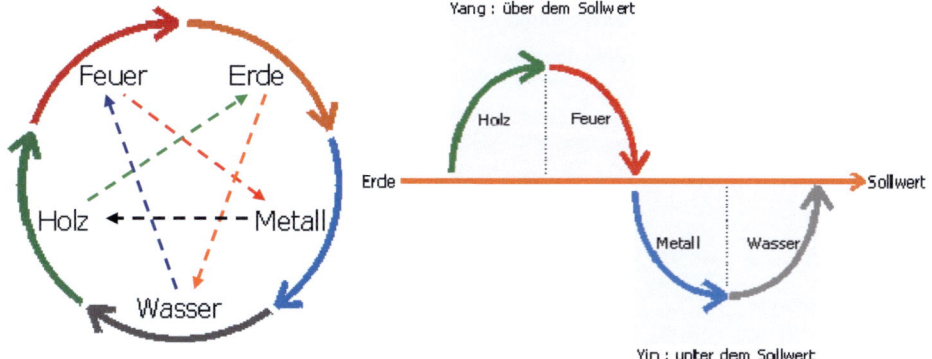

Abb. 41:
Die Fünf Wandlungsphasen in klassischer und moderner, kybernetischer Sicht
(Aus: Urach, 2006b, S. 62)

Man bezeichnet sie als:

► Holz:

   Yang im Yin, potentielles Yang, beginnendes Yang, Yang im Wachstum

► Feuer:

   Yang im Yang, aktuelles Yang, vollendetes Yang

► Erde:

   neutral, Umpolung von Yang auf Yin

► Metall:

   Yin im Yang, potentielle Struktivität, beginnende Struktivität

► Wasser:

   Yin im Yin, aktuelle Struktivität, vollendete Struktivität

Es gibt zwei wichtige Reihenfolgen:

a) den Ernährungszyklus :

   Eine Phase nährt die nächste und ist daher in einem „Mutter-Kind-Verhältnis"
   zu ihr (s. Abb. 41 links): Holz – Feuer – Erde – Metall – Wasser – Holz – …

b) den Kontrollzyklus:

   Eine Phase kontrolliert die übernächste des Ernährungszyklus und ist daher in
   einem „Großmutter-Kind-Verhältnis" zu ihr (s. Abb. 41 links, strichlierte Pfeile):
   Holz – Erde – Wasser – Feuer – Metall – Holz – … .

Beide Arten von Zyklen sind wichtig um ein Gleichgewicht zwischen aufbauenden und abbauenden Prozessen zu halten.

Folgende Tabelle ermöglicht einen groben Einblick in die wichtigsten Entsprechungen in der Fünf-Wandlungsphasen/Elemente-Theorie:

	Holz	Feuer	Erde	Metall	Wasser
Jahreszeit	Frühling	Sommer	keine (bzw. Spätsommer*)	Herbst	Winter
Tageszeit*	Morgen*	Mittag*	Nachmittag*	Abend*	Nacht*
Himmelsrichtung	Osten	Süden	Mitte	Westen	Norden
Farbe	grün	rot	gelb	weiß	schwarz
Geschmack	sauer	bitter	süß	scharf	salzig
Geruch*	ranzig*	verbrannt*	süßlich*	verrottet*	faulig*
Klimatischer Faktor	Wind	Hitze	Nässe	Trockenheit	Kälte
Entwicklungsstadium	Geburt	Wachstum	Umwandlung	Ernte	Speicherung
Zahl	8	7	5	9	6
Planet	Jupiter	Mars	Saturn	Venus	Merkur
Yin-Yang	Kleines Yang	Äußerstes Yang	Mitte	Kleines Yin	Äußerstes Yin
Tier	Fisch	Vogel	Mensch	Säugetiere	Flußschwein
Haustier	Schaf	Fohlen	Ochse	Hund	Schwein
Getreide	Weizen	Bohne	Reis	Hanf	Hirse
Yin-Organ	Leber	Herz	Milz	Lunge	Niere
Yang-Organ	Gallenblase	Dünndarm	Magen	Dickdarm	Blase
Sinnesorgan, Öffner	Auge	Zunge	Mund	Nase	Ohr
Gewebe	Sehnen	Gefäße	Muskeln	Haut	Knochen
	schreiend	lachend	singend	weinerlich	stöhnend
Emotionen	Zorn/ Wut*	Freude/ Erregung*	Grübeln	Traurigkeit/ Trauer*	Angst
Geräusche/ Stimme*	Schreien/ schreiend*	Lachen/ lachend*	Singen/ singend*	Weinen/ weinend*	Stöhnen/ stöhnend*
geistige Qualität*	Flexibilität*	Freude*	klares Denken*	Gerechtigkeit*	Willen*

Tab 17: Einige der wichtigsten Entsprechungen der Fünf Elemente nach Maciocia, 1997a, S. 24
(Die mit * gekennzeichneten Entsprechungen sind aus Schneider, 2005, S, 41)

Auch die Fünf-Elemente/Wandlungsphasen-Konzeption ist in der Chinesischen Medizin in einem Ausmaß ausdifferenziert, welches nur über Spezialliteratur genauer erfasst werden kann. Für unseren Zusammenhang hier erscheint es aber wichtig, darauf hinzuweisen, dass Qi Gong als tragendes Heilverfahren der TCM auch nach der Fünf-Elemente/Wandlungs-phasen-Konzeption verstanden werden muss, will man es seiner inneren Struktur ent-sprechend richtig einsetzen. Die Herstellung einer ausgewogenen Interaktion der fünf Elemente und eines harmonischen Überganges von Phase zu Phase ist auch zentrales Anliegen von Shaolin-Qi Gong, von der Ausführung einzelner Bewegungssequenzen über die gesamte Bewegungseinheit bis hin zu seinem Einbau in den Tages-, Wochen-, Monats- und Jahresablauf.

2.7.2.3 Qi

Maciocia (1997a, S. 39ff.) beschreibt Qi als etwas, aus dem alles andere ent- und besteht:

„Die Chinesische Medizin sieht das Funktionieren von Körper und Seele als das Ergebnis der Interaktion bestimmter „Vitaler Substanzen". Diese manifestieren sich in verschiedenen Abstufungen von „Substanzhaftigkeit"; einige von ihnen sind sehr verfeinert, einige gänzlich unmateriell. In ihrer Gesamtheit stellen sie die altchinesische Sicht der Körper-Seele dar. Körper und Seele werden nicht als ein Mechanismus gesehen, so kompliziert er auch sein mag, sondern als ein Wirbel von Energie und Vitalen Substanzen, die interagieren, um einen Organismus zu formen.

An der Basis von all dem liegt das Qi. Alle weiteren Substanzen des Lebens sind nichts anderes als Manifestationen von Qi in verschiedenen Abstufungen von Substanzhaftigkeit, vom gänzlich Materiellen, wie etwa den Körperflüssigkeiten, bis zum gänzlich Substanzlosen, wie etwa dem Geist-shen.

Die Vitalen Substanzen sind: Qi, Blut-xue, Essenz-jing, Körperflüssigkeiten (Säfte)-jinye." (Maciocia, 1997a, S. 39)

Das Qi-Konzept (nach Maciocia, 1997a, S. 39ff.)

„…hat chinesische Philosophen aller Zeitalter beschäftigt, vom Anfang der chinesischen Zivilisation bis hin in unsere moderne Zeit. Das Schriftzeichen für Qi zeigt uns, dass es […] gleichzeitig [etwas] Materielles und Immaterielles ist.

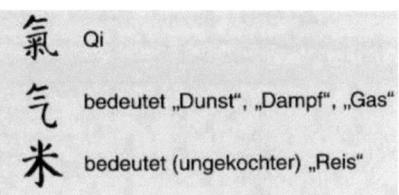

Abb. 42: Das Zeichen für Qi
(Aus: Maciocia, 1997a, S. 39)

Das zeigt deutlich, dass Qi einerseits so dünn und immateriell wie Dunst, andererseits so dicht und materiell wie Reis sein kann. Es impliziert auch, dass Qi eine feine Substanz (Dunst, Dampf) ist, die aus einer groben (Reis) entsteht, genauso wie sich beim Kochen von Reis Dampf bildet.

Es ist sehr schwierig, das Wort ‚Qi' zu übersetzen, viele verschiedene Möglichkeiten wurden vorgeschlagen, keine bringt aber das innerste Wesen von ‚Qi' exakt zum Ausdruck. Es wurde mit folgenden Begriffen übersetzt: ‚Energie', ‚materielle Kraft', ‚Materie', ‚Äther', ‚Materie-Energie', ‚Lebenskraft', ‚Bewegungskraft'. Der Grund für die Schwierigkeiten bei der Übersetzung von ‚Q' liegt eben in seiner veränderlichen Natur, durch die Qi verschiedene Gestalten annehmen und sich in verschiedenen Situationen unterschiedlich verhalten kann.

Wie man ‚Qi' übersetzt, hängt auch damit zusammen, welchen Standpunkt man einnimmt. Die meisten modernen Physiker wären wahrscheinlich damit einverstanden, ‚Qi' als ‚Energie' zu bezeichnen, da Qi das Masse-Energie-Kontinuum ausdrückt, wie es von der modernen Teilchenphysik verstanden wird. … [Es besteht auch eine] Nähe der Konzepte von Qi und Energie … [aus der Sicht chinesischer Hochenergiephysik]. Nach Needham trägt ‚Qi' in sich auch die Vorstellung von ‚Ätherwellen' oder ‚radioaktiver Strahlung' im modernen Sinn. ···

Die meisten Sinologen stimmen im Allgemeinen überein, dass Qi mit ‚Materie' korrespondiert, wenn auch nicht im restriktiven materialistischen Sinn, da Qi auch sehr feine, verteilte, immaterielle Formen annehmen kann. Es gibt einen anderen Begriff, um Materie in ihrem festen, harten und fühlbaren Zustand zu bezeichnen: ‚Ji'. ‚Ji' ist eine Form von Qi, aber Qi ist nicht immer ‚Ji', da es auch in verdünnten und nicht-wahrnehmbaren Formen bestehen kann. Aufgrund dieser Schwierigkeiten, eine angemessene Übersetzung zu finden, … [ist es angebracht, ‚Qi'] unübersetzt zu lassen, wie auch ‚Yin' und ‚Yang'.

Qi sitzt an der Basis aller Erscheinungen im Universum und bietet eine Kontinuität zwischen dichten, materiellen Formen und verdünnten, immateriellen Energien. Es umgeht daher gänzlich das Dilemma, das die westliche Philosophie von Platos Zeiten bis zum heutigen Tag durchzieht, nämlich die Dualität und den

Unterschied zwischen Materialismus und Idealismus. Die westliche Philosophie sah entweder die Materie als von der menschlichen Wahrnehmung unabhängig existent an oder erachtete sie, als anderes Extrem, als eine bloße Spiegelung von Vorstellungen. Needham drückt das sehr gut aus: ‚Beide (die Makrokosmos-Mikrokosmos-Doktrin und der Organische Naturalismus) unterlagen dem, was ich … die charakteristische europäische Schizophrenie oder Persönlichkeitsspaltung nenne. Europäer konnten entweder bloß in Begriffen des Demokrit´schen Mechanischen Materialismus oder ausschließlich des Platonischen Theologischen Spiritualismus denken. Man musste immer einen deus für eine machina finden. Animae, Entelechia, Seelen und Archaei ziehen tanzend in einer Prozession durch die Geschichte des europäischen Denkens.‘···

Die unbegrenzte Vielfalt der Phänomene im Universum ist die Folge der kontinuierlichen Zusammenballung und Verteilung des Qi, um Erscheinungen verschiedenen Materialisationsgrades zu bilden. Diese Idee der Aggregation und Dispersion des Qi wurde von vielen chinesischen Philosophen aller Zeiten diskutiert.

Qi ist die eigentliche Basis für die unbegrenzten Lebensmanifestationen des Universums, Minerale, Pflanzen und Tiere (mit dem Menschen) eingeschlossen. Xun Kuang (etwa 313-238 v. Chr.) sagte: ‚Wasser und Feuer haben Qi, aber kein Leben; Pflanzen und Bäume haben Leben, aber kein Wissen; Vögel und Tiere haben Wissen, aber kein Empfinden für Rechte.‘···

Lie Zi, ein taoistischer Philosoph, der um 300 v. Chr. lebte, sagte: ‚… Die reineren und leichteren (Elemente) streben nach oben und erzeugen den Himmel; die gröberen und schwereren (Elemente) streben nach unten und erzeugen die Erde…‘···

Aus diesem Grund werden die Begriffe ‚Himmel‘ und ‚Erde‘ häufig verwendet, um zwei extreme Formen äußerster Verdünnung und Dispersion bzw. äußerster Kondensation und Aggregation von Qi wiederzugeben.

‚Huai Nan Zi‘ (etwa 122 v. Chr.), ein taoistisches Buch, sagt: ‚Das Tao entstand aus Leere und Leere formte das Universum. Das Universum gebar das Qi… Das Leichte und Klare strebte nach oben, um den Himmel zu bilden, das Schwere und Trübe verfestigte sich und formte die Erde.‘···

Laut diesen alten Philosophen sind sogar Leben und Tod nichts anderes als Aggregation und Dispersion von Qi. Wang Chong (27-97 n. Chr.) sagte: ‚Qi formt den menschlichen Körper genauso, wie Wasser zu Eis wird. So wie Wasser friert, um zu Eis zu werden, so ballt sich auch das Qi zusammen, um den menschlichen Körper zu formen. Wenn das Eis schmilzt, wird es zu Wasser. Wenn ein Mensch stirbt, wird er oder sie wieder zu Geist-shen. Es wird jetzt Geist genannt, genauso wie geschmolzenes Eis seinen Namen zu Wasser ändert.‘···

Er sagt auch: ‚Als es zu Trennung und Differenzierung kam, formten die reinen (Elemente) den Himmel, und die trüben formten die Erde.‘···

Zhang Zai entwickelte das Qi-Konzept weiter. Er postulierte, dass das Große Leere nicht einfach ‚nichts‘ ist, sondern Qi in seinem kontinuierlichen Zustand. Er sagt, dass das Große Leere nur aus Qi bestehen kann. Er entwickelte auch die Vorstellung der Kondensation und Verteilung des Qi weiter, wodurch die unzähligen Phänomene des Universums ermöglicht werden. Er betonte, dass die extreme Anhäufung von Qi zu einer tatsächlichen Form führt, zu ‚xing‘, also materieller Substanz. Dieses Konzept hat wichtige Folgen für die Chinesische Medizin … . Zhang Zai sagte: ‚Das Große Leere besteht aus Qi. Qi kondensiert, um zu den Myriaden von Dingen zu werden. Die Dinge zerfallen notwendigerweise wieder und kehren zum Großen Leeren zurück.'··· ... ‚Wenn Qi kondensiert, dann wird es sichtbar, und eine physische Form erscheint.'···

Es ist wichtig zu bemerken, dass Zhang Zia ganz klar die Unzerstörbarkeit von Materie-Energie sah. Er sagte: ‚Verteiltes Qi ist genauso substantiell wie kondensiertes.'··· Das menschliche Leben ist auch nichts anderes als eine Kondensation von Qi, und Tod bedeutet Auflösung von Qi. Zhang Zai: Jede Geburt ist eine Kondensation, jeder Tod eine Auflösung. Die Geburt ist kein Gewinn, der Tod kein Verlust ... wenn es kondensiert, wird aus dem Qi ein Lebewesen, wenn es sich zerstreut, wird es zum Substrat der Wandlungen.'···

Zhu Xi (1131-1200) sah auch das Leben als eine Verdichtung des Qi an: ‚Wenn sich Qi verdichtet, so formt es Wesen.'···

Wang Fu-Zhi (1619-1692) bekräftigte das Konzept des Energie-Materie-Kontinuums und der Kondensation des formlosen Qi in physische Formen: ‚Leben ist keine Schöpfung aus dem Nichts, und Tod ist keine gänzliche Auflösung und Zerstörung.'··· ... ‚(Trotz der Kondensation und Dispersion des Qi) kann seine ursprüngliche Substanz weder vermehrt noch vermindert werden.'··· ... ‚Alles, was ungefüllt und leer ist, ist voll von Qi, das in seinem Zustand der Kondensation sichtbar ist und daher als existent bezeichnet wird, aber in seinem Zustand der Dispersion nicht mehr sichtbar ist und daher als nicht-existent bezeichnet wird.'··· ‚Bei der Auflösung formt das Qi das Große Leere, indem es seine ursprüngliche nebelige Eigenschaft beibehält, aber nicht vergeht; wenn es kondensiert, wird es zum Ursprung aller Wesen.'···

Wir können also schlussfolgernd sagen, dass Qi eine kontinuierliche Form von Materie ist, die bei Kondensation zu einer physischen Form (‚xing') wird. ‚Xing' ist eine diskontinuierliche Form von Materie, die bei Dispersion zu Qi wird." (Maciocia, 1997a, S. 39-41)

In der Chinesischen Medizin trifft all dies ebenfalls zu:

„... Chinesische Philosophen und Ärzte betrachteten die Wechselbeziehung zwischen Universum und Menschen und schlossen daraus, dass das Qi des Menschen das Resultat einer Interaktion zwischen dem Qi des Himmels und jenem der Erde ist. In ‚Reine Fragen' steht in Kapitel 25 zu lesen: ‚Der Mensch erhält sein Qi von Himmel und Erde. Die Einheit des Qi des Himmels und der Erde wird menschliches Wesen genannt.'··· Dieses Zitat betont die Wechselwirkung zwischen dem Qi des Menschen und den Naturkräften. Die Chinesische Medizin betont die Beziehung zwischen den Menschen und ihrer Umwelt und berücksichtigt sie auch bei der Bestimmung von Ätiologie, Diagnose und Behandlung einer Erkrankung.

Ebenso wie das Qi das materielle Substrat des Universums ist, so stellt es auch das materielle und spirituelle Substrat des menschlichen Lebens dar. In ‚Klassiker der Schwierigkeiten' steht: ‚Qi ist die Wurzel des menschlichen Wesens.'

Im Besonderen sind zwei Aspekte des Qi für die Medizin von großer Relevanz:

  a. Qi ist Energie, die sich gleichzeitig auf der physischen und auf der
     psychischen Ebene manifestiert.

  b. Qi ist [in] einem konstanten Zustand des Flusses und in veränder-
     lichen Zuständen der Aggregation. Wenn Qi kondensiert, wandelt
     sich Energie um und häuft sich als physische Form an.

Den Chinesen zufolge gibt es viele verschiedene ‚Arten' von menschlichem Qi, vom zarten und feinen bis zum sehr dichten und groben Qi. Alle diese verschiedenen Qi-Arten sind aber letztlich ein einziges Qi, das sich bloß in verschiedenen Formen darstellt.

Es ist deshalb wichtig, sich gleichzeitig die Universalität und die Partikularität des Qi vor Augen zu halten. Einerseits gibt es nur eine einzige Qi-Energie, die verschiedene Formen annimmt, aber andererseits ist es in der Praxis wichtig, die vielen verschiedenen Qi-Arten voneinander zu unterscheiden.

Qi ändert seine Form in Abhängigkeit von Lokalisation und Funktion. Wenngleich Qi im Grunde seines Wesens immer gleich ist, so setzt es doch ‚verschiedene Hüte' auf, um an verschiedenen Orten unterschiedliche Funktionen zu erfüllen. Beispielsweise gibt es im Inneren des Körpers das Nähr-Qi. Seine Funktion ist die Ernährung, es ist dichter als das Abwehr-Qi, welches an der Körperoberfläche sitzt und den Körper schützt. Störungen des Abwehr- oder des Nähr-Qi äußern sich in verschiedenen klinischen Zeichen und werden nach verschiedenen Behandlungsmethoden verlangen. Letztlich sind sie aber nichts als zwei unterschiedliche Manifestationen ein und derselben Qi-Energie.

Ein gestörter Fluss des Qi kann zu seiner übermäßigen Kondensation führen, was bedeutet, dass Qi pathologisch dicht wird und Knoten, stoffliche Ansammlungen oder Tumore bildet.

In der Chinesischen Medizin hat der Begriff Qi zwei Hauptaspekte. Zunächst bezeichnet er eine raffinierte Essenz, die von den inneren Organen gebildet wird und die Aufgabe hat, Körper und Seele zu nähren. Diese Essenz nimmt abhängig von Lokalisation und Funktion verschiedene Formen an. Das Sammel-Qi sitzt zum Beispiel im Brustkorb und nährt Herz und Lunge. Das Ursprungs-Qi ist im Unteren Erwärmer lokalisiert und nährt die Niere. Andererseits steht ‚Qi' auch für die funktionelle Aktivität der inneren Organe. Wenn wir den Terminus in diesem Sinn gebrauchen, so bezeichnet er *nicht* die raffinierte Substanz wie oben [angeführt], sondern einfach die komplexen funktionellen Abläufe jedes Organs. Wenn wir zum Beispiel von Leber-Qi sprechen, so meinen wir damit nicht einfach jene Qi-Fraktion, die in der Leber beheimatet ist, sondern wir verstehen darunter die Summe der funktionellen Aktivitäten der Leber, vor allem die Gewährleistung eines reibungslosen Qi-Flusses. In diesem Sinn können wir von Leber-, Herz-, Lungen-, Magen-Qi usw. sprechen." (Maciocia, 1997a, S. 41f.)

Egger et al. (2006) heben folgende Aspekte hervor:

„Die spirituellen Aspekte sind mit fünf Funktionskreisen verbunden:

- Funktionskreis Leber: Hun – die ätherische Seele
- Funktionskreis Herz: Shen – der Geist
- Funktionskreis Milz: Yi – der Intellekt
- Funktionskreis Lunge: Po – die animalische Seele
- Funktionskreis Niere: Zhi – die Willenskraft.

Die ätherische Seele Hun und der Geist Shen reisen zusammen durch den Köper und durch den Raum. Hun betritt bei der Geburt den Körper und verlässt ihn beim Tod wieder. Hun und Shen sind für die Ausstrahlung, das Charisma eines Menschen, bedeutsam. Sie geben die Kraft, nach außen hin aufzutreten, zu kommunizieren und beeinflussen die Sprache. Sprachstörungen werden oft als Störungen des Herzens und des Shen betrachtet.

Shen mit dem Sitz im Herzen, dem »Kaiser«, ist der Herrscher über die geistigen Konzepte der anderen Funktionskreise. Es sorgt für eine Ausgewogenheit der Gefühle, für Klarheit des Denkens und für Inspiration. In manchen Beschreibungen wird dem Shen die Gesamtheit der emotionalen, mentalen und spirituellen Aspekte zugeordnet. Schwerwiegende Krankheiten entstanden aus Sicht der TCM vor allem, wenn der Mensch sich von seinem spirituellen Weg entfernt hatte. Die erste Therapie der TCM zielt deshalb auf das Shen ab. Der Lebenswandel in der modernen Welt verzehrt Shen und lässt meist zu wenig für sowohl die Gesunderhaltung des Köpers, als auch die geistig-seelische Entwicklung bestehen.

Durch Qi Gong und bewusste Ernährung kann genug Energie im Körper gewonnen und transformiert werden, um Shen zu erzeugen und in die höheren Energiezentren zu verlagern." (Egger et al., 2006, S. 52f.)

Die zitierten Textstellen verdeutlichen, warum Qi Gong in den Kategorien westlicher Medizin kaum richtig verstanden werden kann. Es ist nämlich eine systematisch pflegende Beschäftigung mit unserer Lebenskraft, die aber auf Jahrtausende altem Wissen der chinesischen und nicht der westlicher Kultur beruht. Im Zusammenspiel mit der Fünf-Elemente-Ernährung bewirkt Shaolin-Qi Gong den ausbalancierten Schutz von Geist (Shen), Energie (Qi) und Essenz (Jing), den drei Schätzen im Sinne der TCM. Geraten sie aus dem Gleichgewicht, entstehen Krankheiten.

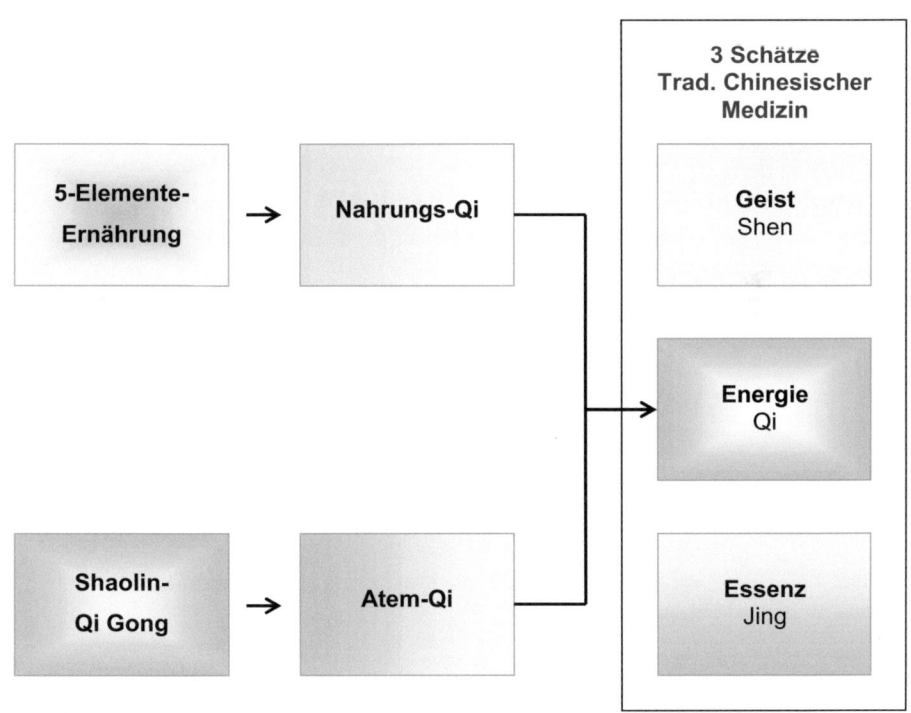

Abb. 43:
Die drei Schätze in der TCM (Vgl.: Egger et al, 2006, S. 51)

3. Burnout-Prophylaxe und -Therapie durch Shaolin-Qi Gong

Im 1. Kapitel haben wir ausführlich das Problem Burnout vorgestellt, was es ist und was es nicht ist (Definition und Abgrenzung), wie es sich äußert (Symptomatologie), wie wir es erkennen können (Diagnostik), wie es verläuft und wie wir es uns erklären können (Ätiologie). Im 2. Kapitel haben wir in ausreichendem Maße Shaolin-Qi Gong beschrieben, was ganz allgemein „Qi Gong" bedeutet (Semantik), seine geschichtliche Entwicklung, seine verschiedenen stilistischen Ausformungen, die Gründung und die Geschichte des Shaolin-Klosters und des Chan-Buddhismus, Shaolin-Qi Gong im Überblick, seine Erweiterung zu einem umfassenderen Programm und seine medizinische Wirkungsweise.

Hier im 3. Kapitel stellen wir nun die spezielle Anwendung von Shaolin-Qi Gong zur Vorbeugung gegen bzw. Behandlung von Burnout vor. Dies erfordert einerseits eine spezielle, an der TCM orientierte Pathotheorie von Burnout und andererseits eine Übertragung von speziellen Wirkungen des Shaolin-Qi Gong in westliche Burnout-Präventions- und -Therapie-konzepte. Das 3. Kapitel schließt dann mit einem Leitfaden zur Implementierung von Shaolin-Qi Gong in unsere westliche Lebensweise.

3.1 Burnout aus dem Blickwinkel Traditioneller Chinesischer Medizin

Zunächst müssen wir feststellen, dass Burnout unter ganz bestimmten Gegebenheiten auftritt, die sowohl beim Individuum (Persönlichkeit) als auch bei den Lebensumständen (Umwelt) zu suchen sind. Die (zumeist westliche) Fachliteratur (z. B. Burisch, 2006, S. 199-224) unterscheidet demnach zwischen

 (a) disponierenden Persönlichkeitsmerkmalen

 wie z. B. :

 → „dynamisch, charismatisch, zielstrebig" (Freudenberger),

 → „ohne Selbstvertrauen, Ehrgeiz, Ziele" (Maslach),

 → hungrig nach Anerkennung,

 → in ein „wahres" und ein „falsches" oder „vorgestelltes" Selbst gespalten,

 → die Furcht, als „Kind in der Verkleidung eines Erwachsenen" entlarvt zu werden,

 → Neurotizismus:

 ▶ Ängstlichkeit,

 ▶ mangelnde Selbstachtung,

 ▶ Neigung zu Irritationen, Sorgen und Depressionen,

→ Labilität und Schuldanfälligkeit,

→ Risikobereitschaft,

→ Leitung von außen,

→ ein hochgradiges Bedürfnis nach Erfolg,

→ ein „hochreaktives Temperament",

→ reaktionsschnell, aber rasch ermattend,

→ Ungeduld und geringe Belastbarkeit,

→ Aufbürdung von viel unnötigem Stress durch verselbstständigtes Kontrollbedürfnis,

→ „Selbstberuhigung mittels Informationsausblendung",

→ nie zufriedenem Suchen von Grenzen,

→ Suchtstruktur,

→ „kindliche Fähigkeit zur Euphorie,

→ ein hohes Bedürfnis nach Selbstwirksamkeit (auf Dinge, auf Menschen, auf sich selbst),

→ ein gefährliches Omnipotenzbedürfnis,

→ Motivkonflikte,

→ Erfolg als Risiko deutend,

speziell im Bereich helfender und sozialer Berufe zusätzlich:

→ Erkaufen von Liebe,

→ Aufopferung an die Aufgabe,

→ auffällige Hilfsbereitschaft,

→ Gier nach Zuwendung,

→ mehr oder weniger unbewusstes Verleugnen,

→ „Altruistischer Egoismus"

→ unrealistische internale Kontrollüberzeugungen,

→ fatalistische externale Kontrollüberzeugungen und

→ Perfektionismus ohne Kompromiss

und

(b) Umweltfaktoren

wie z. B.:

→ Spannungen durch die Bedürfnisse und Fähigkeiten des Individuums im und/oder zwischen Mikrosystembereich (Büro oder Wohnung), Mesosystembereich (Organisation, für die die Person arbeitet), Exosystembereich (umgebende Stadt mit ihrer Verwaltung oder die Großfamilie außerhalb der Wohnung) und

Makrosystembereich (gesamte Welt, soweit sie Einflüsse auf das Individuum ausübt),

→ Vernachlässigung der Bedürfnisse vor allem im Mikro- und Mesosystem,

→ Statusinkongruenz,

→ Unter- und Überforderung,

speziell im Bereich der Sozial- und Dienstleistungsberufe zusätzlich:

→ „eingebauter *Person-Environment-Misfit*" (natürliche Neigung von Menschen mit schwächeren Selbstschutzkompetenzen zu diesen Berufen bei gleichzeitig höherem Bedarf an diesen Kompetenzen seitens des Berufsfeldes),

→ gefühlsmäßig stärkeres Infragestehen bei Misserfolg durch die Gesellschaft, z. B. beim Ausbleiben von Heilung im medizinischen Bereich oder von Lern- bzw. Vermittlungserfolgen im pädagogischen Bereich etc.,

→ Erwartung der Gesellschaft, bestimmte Rollen sich einfach kaufen zu können, z. B. Verkörperung der Vater- und Mutterrolle durch Lehrer und Lehrerinnen,

→ im öffentlichen Bereich oft Alleingelassenwerden von einem anonymen Arbeitgeber (Bund, Land und Kommunen verlangen gute Arbeit zu einem möglichst geringen Preis bzw. geringem Ressourceneinsatz),

speziell im Bereich von Großorganisationen zusätzlich zu allem Bisherigen:

→ wachsende bürokratische Kontrolle,

→ bei „Spielmacher"-Erwartungen seitens der Organisation mangelnde Ausstattung mit den nötigen Machtmitteln,

→ Zentralisierung der Entscheidungsstruktur,

→ zunehmende Formalisierung der Arbeit,

→ schwerfälliger Informationsfluss, Papierkrieg, Rollenverunsicherung,

→ die 6 *Mismatches* nach Maslach und Leitner:

► Arbeitsüberlastung,

► Mangel an Kontrolle,

► ungenügende Belohnung,

► Zusammenbruch des Gemeinschaftsgefühls,

► mangelnde Gerechtigkeit,

► Wertkonflikte,

speziell auf gesellschaftliche Einflüsse zurückführbare Umweltfaktoren:

→ gesellschaftliche Ein- und Überschätzung der Arbeit als Glücksquelle,

→ kapitalistische Produktionsweise,

→ überzogene Erwartungen an die Pflichterfüllung,

→ stressreiches Arbeits- und Gesellschaftsleben (wobei Stress nicht gleichbedeutend mit Burnout ist),

→ Stressbelastung durch Arbeitslosigkeit,

→ zermürbende Hilflosigkeit in partieller Über- und partieller Unterforderung,

→ erodierende religiöse Hingabe. (Vgl. Burisch, 2006, S. 199-224)

Selbstverständlich müssen nicht alle diese Gegebenheiten zutreffen um Burnout auszulösen und voranzutreiben, es genügen zumeist einige wenige Faktoren bzw. bestimmte Konstellationen. Wir nehmen auch nicht an, dass eine der beiden Großkategorien, individuelle Persönlichkeitsfaktoren (a) und Umweltfaktoren (b), vorrangig von Bedeutung ist. Aus dem Blickwinkel mathematischer Kombinatorik sehen wir aber, dass aufgrund der Anzahl der angeführten Einzelfaktoren, auch wenn wir diese in ihrer Bedeutung nicht gewichten, sich schon eine unübersehbare Vielzahl an Konstellationsmöglichkeiten ergibt. Wir sehen hier insofern die Grenzen logisch analysierender Forschung, als dadurch ein ganz konkreter Erkenntnisgewinn, welcher in jedem Fall ein praktisch-präventives oder praktisch-therapeutisches Handeln sicher leiten kann, nicht möglich erscheint. Es ist zwar interessant, was alles zu Burnout führen kann, aber was nun im einzelnen Fall tatsächlich dazu führt bzw. geführt hat, bleibt mit großer Wahrscheinlichkeit im Dunkeln. Wir könnten zwar versuchen, hier etwas mehr Licht hineinzubringen, aber dieser Versuch würde, wie jeder andere auch, nicht einer gewissen Konstruiertheit und infolgedessen Scheinhaftigkeit entbehren.

Selbst wenn wir in einem bestimmten Burnout-Fall die tatsächlichen Gründe für das Problem ermitteln könnten, so ist damit im Hinblick auf Heilung oder in der Folge auf Vorbeugung noch nichts gewonnen, denn es ist keinesfalls im vorhinein ausgemacht, dass mit der Aufklärung eines Problems automatisch oder notwendigerweise eine Lösung oder Heilung einhergehen muss. Aufklärung kann problemlösend oder heilend wirken, muss es aber nicht. Die erfolgreiche Anwendung von z. B. Burnout-Diagnoseinstrumenten, wie sie exemplarisch im Kapitel 1.5 vorgestellt wurden, heißt deshalb auf keinen Fall, dass dadurch Burnout aufgelöst oder geheilt wurde, sondern lediglich, dass sich das Problem in einem systematisch initiierten, aber künstlichen Reflexionsprozess in einer durchaus auch vom Instrumentarium mitbestimmten Form mehr oder weniger widerspiegelt. Wir wollen aber in diesem Zusammenhang darauf hinweisen, dass zwischen Schein und Sein eine wesentliche Beziehung besteht. Was

119

also durch die Akzeptanz von konstruierten Diagnoseinstrumenten und dem von ihnen erzeugten Schein ausgeleuchtet wird, hat in jedem Fall einen Bezug zum Sein, nur löst oder heilt dieser Bezug an sich noch nicht. Um mit ihm einen Lösungs- oder Heilungsprozess einzuleiten bedarf es seiner richtigen Interpretation, womit sich weitere Möglichkeiten, Irrwege zu beschreiten, eröffnen.

In der TCM geht es von vornherein (fundiert in taoistischer, konfuzianistischer und buddhistischer Philosophie) nicht um verstandesmäßige Aufklärung und diskursiv logisch-analytisches Vorgehen. Aus ihrer Sicht können wir all die oben aufgezählten Gegebenheiten in ihrer unzergliederten Ganzheit, also ohne jetzt konkrete Verursachungskonstellationen herauszulösen, als Missverhältnis von Yin und Yang und/oder als Störungen im Nähr- und Kontrollzyklus der 5 Wandlungsphasen und/oder als Folge von Mangel oder Absinken oder Stagnation oder Rebellion des Qi verstehen. Wir geben zu, dass für diese Sicht, vor allem wenn wir sie auf Umweltfaktoren und Kollektive beziehen, durchaus ein bestimmtes Maß an Fantasie oder an Einlassen auf ein fremdes Denken erforderlich ist. Aber nur wenn wir dieses auch zulassen, eröffnet sich die Möglichkeit tief verstehender Gelassenheit.

Es ist sicherlich ein interessanter Versuch, einem Problemkonzept, welches aus dem westlichen Denken, der westlichen Medizin und wahrscheinlich auch dem westlichen Lebensstil schlechthin herausformuliert wurde und wird, mit einem anderen Denken einer anderen Medizin und eventuell einem anderen Lebensstil therapeutisch bzw. präventiv zu begegnen.

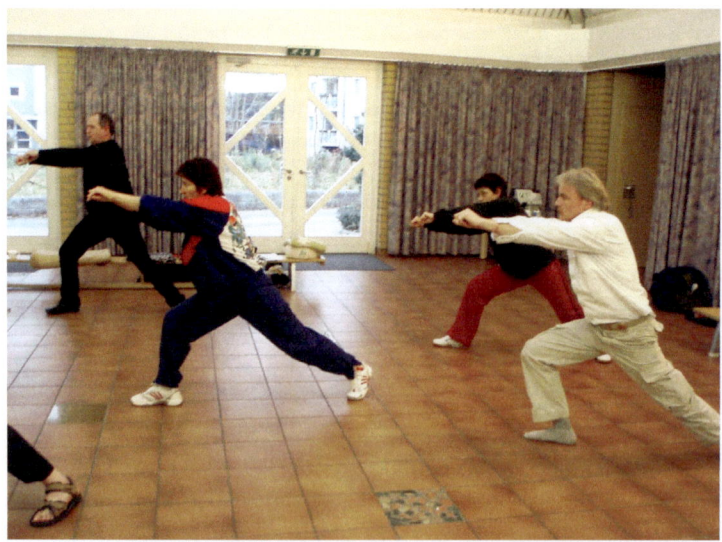

Abb. 44: Gruppe beim Erlernen von Shaolin Qi Gong

3.2 Wodurch kann Shaolin-Qi Gong gegen Burnout vorbeugen bzw. es therapieren?

Wir haben im Kapitel 2.6 Shaolin-Qi Gong unter dem Titel „Shaolin-Qi Gong-Programm" vorgestellt. Dies bedarf hier zunächst folgender Erläuterung: Unter Shaolin-Qi Gong verstehen wir in Übereinstimmung mit Egger et al. (2006) zunächst nur das Yi-jin-jing-Qi Gong. Bei diesem geht es, wie bereits beschrieben, um die Transformation der Muskeln, Sehnen und Bänder, also des die einzelnen Knochen zum Knochenskelett zusammenfügenden Haltungs- und Bewegungsapparates. Gemeint ist damit eine qualitative und quantitative Verbesserung dieser Strukturen, was bedeutet, dass die Muskeln längselastischer und in ihrer Grundspannung harmonischer, die Sehnen durch weniger Einlagerung von verhärtendem Fasermaterial bzw. durch dessen Umwandlung in nachgiebigeres ebenfalls elastischer und die Bänder durch exaktere Ausrichtung in äußerer und innerer Struktur funktional belastbarer werden. Eine Folge davon ist, dass sich die Spannungs- und Gleitverhältnisse in den Gelenken verbessern. Innerhalb der Gelenkskapseln verteilt sich die schmierende und mitdämpfende Gelenksflüssigkeit besser und überzieht auch die knorpeligen Gelenksflächen. Durch die günstigeren Spannungs- und Gleitverhältnisse, die verbesserte Gelenksführung und die verbesserte Verteilung der Gelenksflüssigkeit kommt es einerseits zur Schonung der bradytrophen Gelenksstrukturen und andererseits, bei länger anhaltender Verbesserung, bis zu einem bestimmten Grad auch zur Gelenkserholung.

Nach TCM befinden sich ziemlich zentral bzw. tief in allen Gelenken des Körpers Energiepunkte, die mit anderen, mehr oberflächlichen Energiepunkten über Energiebahnen verbunden sind und die auf den in diesen Bahnen sich vollziehenden Energiefluss (Qi-Fluss) steuernd einwirken. Durch ungünstige Gelenksverhältnisse können diese Punkte in ihrer Funktion beeinträchtigt werden. Z. B. kann es infolge Gelenksspaltverengung und damit einhergehender Verschlechterung der Verteilung der Gelenksflüssigkeit zunächst zu Teil-blockaden mit entsprechenden energetischen Stauungen und Mangelversorgungen kommen. Bei fortschreitender Gelenksspaltverengung bis hin zum Knorpelreiben können sich auch Vollblockaden mit entsprechenden Unterbrechungen der energetischen Versorgung ergeben.

Während die oberflächlich liegenden Energiepunkte z. B. durch Akupunkturnadeln oder Akupressur in ihrer Funktion positiv beeinflusst werden können, ist dies bei der durchwegs tiefen und komplizierten Lage der Energiepunkte in den Gelenken nicht möglich. Und hier setzt das Yi-jin-jing-Qi Gong präventiv und therapeutisch an. Durch die Transformation der Muskeln, Sehnen und Bänder kommt es zur *Erweiterung* (*„ba"* = *länger machen*, aber auch *„8"*) der *Abstände* der Gelenksenergiepunkte (*„jin"* = dieser Abstand). Das Wesen des Yi-jin-jing-Qi Gong besteht demnach in der Verbesserung des gesamten innerkörperlichen Energieflusses und in der Folge der Energieaufnahme und -abgabe (Energieinteraktion über die Körpergrenzen hinweg) durch Verbesserung aller Muskel-Sehnen-Bänder-Funktionsketten mittels einer auf jahrtausendelanger Erfahrung beruhenden Abfolge von *Ba jins*. Dass Ba jins ganz wesentlich von der Atmung, und somit von der Aufnahme von Atem-Qi aus der Luft und der Abgabe von schlechtem oder verbrauchtem Qi an diese, bestimmt werden und sich die Qualität der äußeren und inneren Ausführung deutlich von jener westlicher Dehnungsübungen unterscheidet, haben wir schon im Kapitel 2.6.2 (s. S. 82ff.) erläutert.

Die speziellen Wirkungen des Mobilisierens, Aufnehmens, Abgebens und Verteilens von Energie und des damit verbundenen Lösens von Blockaden durch Yi-jin-jing-Qi Gong sind ganzkörperlicher und insofern ganzheitlicher als jene durch einzelne Ba jins (wie z. B. der Lungen-Ba jins), deren Einzelwirkung aber ebenfalls von einer bestimmten Körperregion (z. B. der Lunge) auf den ganzen Körper übergeht (z. B. wird durch Erweiterung der Brustkorb-amplitude beim Atmen und der damit einhergehenden Atmungsvertiefung mehr Atem-Energie in den Körper eingebracht und verbrauchte Energie abgeführt).

Da alle anderen Teile des in Kapitel 2.6 unter dem Titel „Shaolin-Qi Gong-Programm" beschriebenen Konzeptes (s. Abb. 28, S. 80) einen wesentlichen und sinnvollen Beitrag zum äußeren und inneren Gelingen von Energieinteraktion im Rahmen von Yi-jin-jing-Qi Gong leisten, wollen wir sie in unserem Zusammenhang alle unter dem Begriff Shaolin-Qi Gong subsumieren.

Die Kernaussage hier lautet nun, dass das in Kapitel 2.6 skizzierte „Shaolin-Qi Gong-Programm" dem Einzelnen ein umfassendes Energieaufbau- und -pflegesystem auf der Basis Jahrtausende alter Chinesischer Philosophie und Medizin bietet, welches unseres Erachtens auch vorbeugend oder therapeutisch gegen Burnout eingesetzt werden kann. Das inhärent burnoutpräventive und burnouttherapeutische Wesen dieses Programms darf aber auf keinen Fall nur auf ein regelmäßiges Praktizieren von körperphysiologisch erfolgreich wirkenden chinesischen Bewegungsübungen unter einem interessanten exotischen Namen gesehen werden, denn genau unter dieser Sichtweise würde mit großer Sicherheit Burnout weder verhindert noch geheilt werden können.

Abb. 45:
Das Shaolin-Qi Gong Programm als vorbeugendes bzw. heilendes Energieaufbau- und -pflegesystem

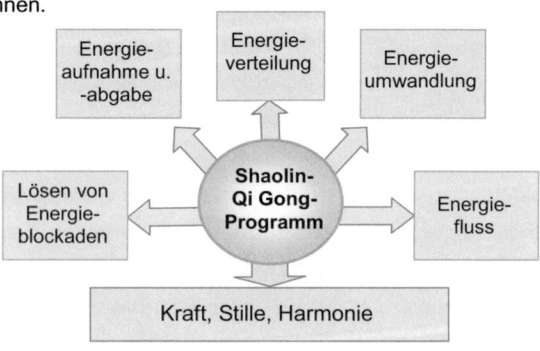

122

Um das zu erläutern möchten wir zunächst einen kurzen Einblick geben, wie in westlicher Medizin, Psychologie und Psychotherapie mit dem Burnout-Problem umgegangen wird: Am Anfang steht, zumeist aufgrund eines bestimmten Leidensdrucks eines/einer Betroffenen, eine Zustandsdiagnose. Manche Richtungen begnügen sich damit und gehen dann gleich zur Konstruktion eines Behandlungskonzeptes (Therapie) über. Andere wiederum versuchen zuerst, z. B. über eine gründliche Anamnese, die Verursachungsfaktoren zu erfassen, um unter Berücksichtigung dieser ein entsprechendes Behandlungskonzept zu erstellen. Für die Behandlung stehen verschiedene schulspezifische Konzepte zur Auswahl, jedes mit entsprechenden Indikations-, Kontraindikations-, Neben- und Wechselwirkungsvorstellungen. Wir sehen, dass sich aufgrund der verschiedenen Anamnese-, Diagnose- und Therapiemöglichkeiten mit jeweils verschiedenen Indikations-, Kontraindikations-, Neben- und Wechselwirkungsvorstellungen wieder eine unüberschaubare Zahl an Verfahrenskonstellationen ergibt. Im Grunde ist jeder Burnout-Fall spezifisch und in westlicher Medizin, Psychologie und Psychotherapie glaubt man, eben für jeden Fall auch wirklich das entsprechend treffsichere Verfahren zur Verfügung zu haben. Es geht nur darum, dass der/die Patient/-in zu seinem/ihrem passenden Verfahren kommt. Nebenbei spielen zumeist aber auch noch wirtschaftliche und z. T. auch gesundheitspolitische und gesellschaftliche Interessen bei der Diagnose- und Therapieauswahl eine Rolle.

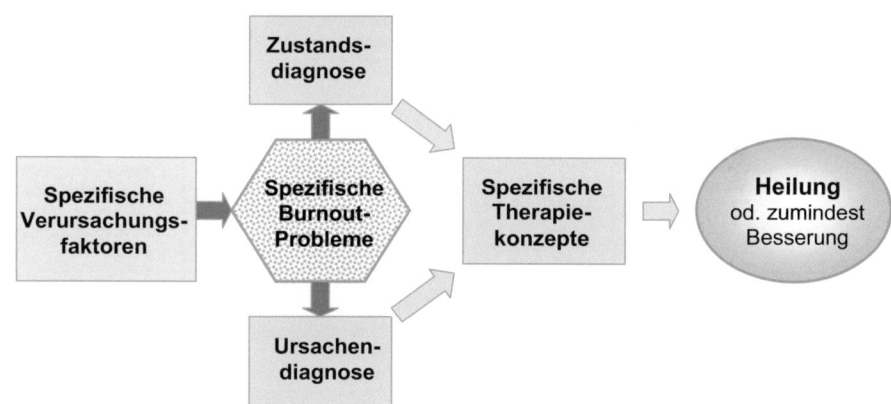

Abb. 46: Umgang mit dem Burnout-Problem aus westlicher Sicht

Mit welchen Interventionen lassen sich nun im Rahmen spezifischer Therapiekonzepte im westlichen Verständnis Heilungs- oder zumindest Besserungsprozesse auslösen und weiterführen? Zur Beantwortung dieser Frage verweisen wir auf eine Zusammenfassung der Ursachen und Interventionen der persönlichkeitszentrierten Ansätze und der arbeits-, sozial- und organisationsbezogenen Ansätze nach Röhrig & Reiners-Kröncke (2003, S. 108):

Zusammenfassung – Ursachen von und Interventionen bei Burnout in Helferberufen			
Persönlichkeitszentrierte Erklärungsansätze *(Freudenberger, Edelwich & Brodsky)*		**Sozial-, arbeits- und organisationsbezogene Ansätze** *(Aronson, Pines & Kafry, Maslach & Jackson)*	
primär	sekundär	primär	sekundär

Ursachen

primär	sekundär	primär	sekundär
■ unrealistische Erwartungen (Diskrepanz zwischen Zielsetzung und Erreichtem) ■ unangemessene Belohnungserwartungen ■ zu viel Begeisterung für die Arbeit und die dadurch entstehende Isolation nach außen ■ Erfahrung der Erfolgs- und Machtlosigkeit	■ unzureichende Ausbildung ■ Überlastung durch zu viele Klienten ■ zu lange Arbeitszeit bei zu geringer Bezahlung ■ niedriger Status ■ nicht adäquate Verteilung der Mittel ■ Undankbarkeit der Klienten ■ bürokratische oder politische Ein-schränkungen	■ geringer Handlungs- und Entscheidungsspielraum der Person ■ geringe Flexibilität der Organisation (z.B. gleichförmige Routine) ■ schlechte Rahmenbedingungen (z.B. schlechte Bezahlung) ■ Überforderung durch zu viele Aufgaben ■ mangelndes Feedback sowohl von Kollegen und Vorgesetzten als auch von den Klienten ■ fehlende soziale Unterstützung ■ die schlechte Ausbildung ■ fehlende Rollenklarheit/Rollen-ambiguität ■ ein geringes Maß an Kontrolle ■ mangelnde Ressourcen (z.B. Personal, Finanzmittel) ■ problematische institutionelle Vorgaben und Strukturen	■ spezielle Helfermotivation (besondere Sensibilität für soziale Not und Bedrängnis) ■ Versuch, Selbstwertgefühl durch Selbstlosig-keit, Sympathie und Verständnis für andere zu erlangen ■ Negative Gefühle werden als „un-professionell" bewertet, was wiederum verhindert, sie mit Kollegen zu teilen, zu evaluieren und somit soziale Unterstützung zu erfahren. ■ Die Helfer fühlen sich für den Umgang mit emotional bedrohlichen Ereignissen nicht aus-reichend ausgebildet und führen Schwierig-keiten in erster Linie auf eigenes Ver-sagen zurück.

Interventionen

primär	sekundär	primär	sekundär
■ realistische Ziele setzen ■ Verantwortung für seine Handlungen übernehmen, unabhängig vom Verhalten der Klienten oder der Institution ■ Grenzen setzen zwischen der Arbeit und dem Privatleben ■ sich selbst zu achten und seiner Veränderungen bewusst zu werden, d.h.: Möchte ich diese Arbeit wirklich so tun? ■ als allerletzte Möglichkeit, nach einem Blick zu sich selbst und der Abwägung seiner Ziele und die der Institution, den Beruf zu wechseln	Sowohl Freudenberger als auch Edelwich & Brodsky halten institutionelle Veränderungen für nicht realisierbar. Sie entwickeln auch keine Veränderungen innerhalb der Organisation.	■ Aufbau eines sozialen Unterstützungssystems innerhalb und außerhalb der Arbeit ■ die Einrichtung von Trainingsprogrammen, um den Aufbau realistischer Erwartungen und das Wahrnehmen, Akzeptieren und den Austausch der eigenen Gefühle in der Arbeit zu fördern ■ verbesserte Ausbildung	■ Entwicklung von realistischen Ziel-setzungen (und Über-prüfung der selbst und fremdgesetzten Anforderungen) ■ mehr Streben nach Eigenverantwortung und Selbstverwirk-lichung ■ Analyse der stresshaften Aspekte der Umwelt und Erwerb aktiver statt passiver Bewältigungs-strategien (Entspannung, Meditation)

Tab. 18: Zusammenfassung der Ursachen und Interventionen der persönlichkeitszentrierten Ansätze und der sozial-,arbeits- und organisationsbezogenen Ansätze
(nach Röhrig & Reiners-Kröncke 2003, S. 108)

Röhrig & Reiners-Kröncke bringen in der Folge eine von Smith und Nelson (1983) erarbeitete Liste mit den von Burnout-Forschern/-innen meistzitierten Interventionen (s. Tab. 19 auf der nächsten Seite). In dieser wird z. B. „Körpertraining" bei 7 von 15, „Selbsterfahrung" bei 8 von 15 und „Meditation/Yoga" bei 3 von 15 Autoren/-innen als Intervention empfohlen. Die ersten beiden Werte können durchaus als vielgenannt bezeichnet werden, werden sie doch nur von 2 der 17 angeführten Interventionen übertroffen, nämlich von „Verbesserung der Arbeitsbedingungen" (9 von 15 Autoren/-innen) und von „soziale Unterstützung in der Arbeit" (11 von 15 Autoren/-innen). Wir erwähnen dies, weil wir das Shaolin-Qi Gong-Programm in ihrer Nähe ansiedeln können. Die Empfehlungszahl von „Meditation/Yoga" ist hingegen als gering zu bezeichnen. Laut Liste sieht es ein Autor (Freudenberger 1980) sogar als kontraindiziert an. Wir haben aber „Sitzende Meditation" (*Tso-ch'an/Zazen*) ganz bewusst in den Kreis des Shaolin-Qi Gong-Programms aufgenommen, weil sie einerseits zur kulturell tradierten mentalen und spirituellen Verankerung der Shaolin-Mönche gehört und andererseits sich unseres Erachtens eine Burnout-Prophylaxe und -Therapie ohne mentale und spirituelle Verankerung auf sehr unsicherem Boden bewegt.

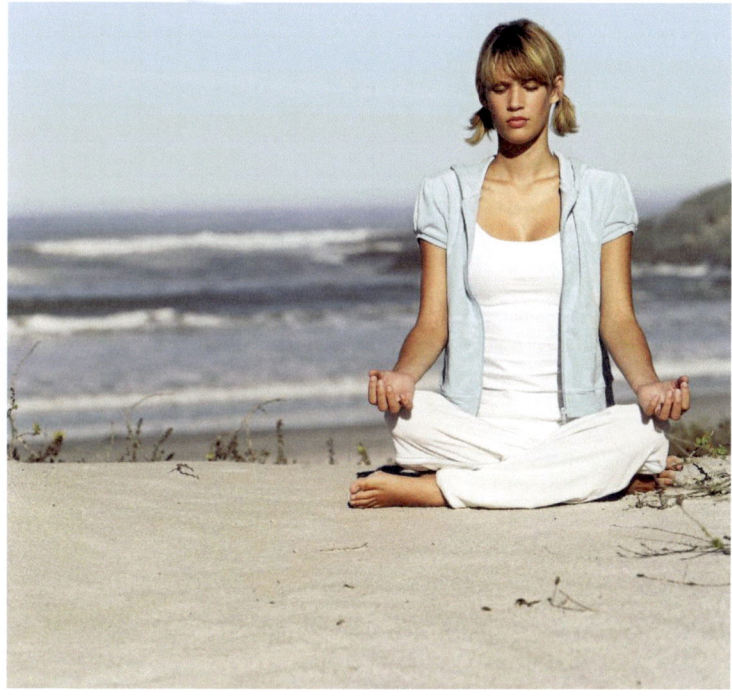

Abb. 47:
Tso-ch'an/Zazen
kann auch für westliche Menschen eine heilende mental-spirituelle Verankerung sein

Interventionen	Carrol (1979)	Cherniss (1980)	Daley (1979)	Edelwich (1980) dtsch. 1984	Emener (1979)	Freudenberger (1980)	Greenberg & Valletutti (1980)	Kafry & Pines (1980)	Kahn (1978)	McQuade & Aikam (1974)	Marshall & Kasman (1980)	Maslach (1978)	Moe (1979)	Munro (1980)	Pines & Aronson (1981) dtsch. 1983
Verbesserung der Arbeitsbedingungen	X	X	X			X	X		X		X			X	X
soziale Unterstützung in der Arbeit	X	X	X			X	X	X	X		X	X		X	X
On-the-job-Training	X	X	X	X		X			X		X				X
Selbsterfahrung	X		X	X	X	X	X			X					X
Körpertraining				X	X	X				X	X		X	X	
realistische Ziele setzen		X		X	X		X				X	X			X
Urlaub	X		X	X		X	X			X		X			
Hobbys			X	X		X	X			X		X			
Weiterbildung	X			X			X			X	X	X			X
Arbeitspausen	X	X										X		X	X
soziale Unterstützung in der Familie				X			X	X			X				X
Workshops/Seminare	X					X								X	X
„Dampf ablassen"/ system. Ablenkung											X	X			
Stellenwechsel	X		X												
Lohnerhöhung	X												X		
es leicht nehmen (Humor)					X										X
Meditation/Yoga	X					X	Y					X			

X = empfohlen; Y = kontraindiziert

Tab. 19:
Von Burnout-Forschern/-innen meistzitierte Interventionen
(von Smith und Nelson, 1983, zit. nach

Wir betonen hier, dass eine hingebungsvolle mentale und spirituelle Verankerung ein hervorragendes Burnout-Prophylaktikum bzw. -Therapeutikum sein kann. Burisch meint z. B. unter der rhetorischen Frage, ob Buddhisten ausbrennen können, und unter Bezugnahme auf Mole (1973) und Weisz et al. (1984), dass dies eigentlich nicht möglich sein könne:

> „Mindestens so ausschlaggebend wie die Gesellschaftsform oder die Produktionsweise dürfte die Religion und die Bedeutung sein, die sie Arbeit und individueller Zielerreichung einräumt. Für einen gläubigen Buddhisten müsste Burnout eigentlich ausgeschlossen sein, denn seine Religion hat ihn von klein

auf gelehrt, alles Wollen in sich möglichst weitgehend zu dämpfen und als Realität zu akzeptieren, was ihm geschieht." (2006, S. 220)

Wir müssen uns also vor Augen halten, dass Shaolin-Mönche primär buddhistische Geistliche sind, nicht nur die so genannten Betmönche, sondern auch die Kampfmönche, und insofern eine entsprechende mentale und spirituelle Praxis leben. Wir wagen auch daran zu zweifeln, dass aus der Sicht der Mönche diese Mönchskategorisierung überhaupt eine Relevanz hat.

Wie wichtig aber grundsätzlich die Hingabe an eine mentale und spirituelle Praxis im Zusammenhang mit unserem Thema sein kann, könnte eine interessante Forschungsfrage sein:

> „Es wäre eine interessante kulturhistorische Frage, ob sich literarische oder allgemein künstlerische Niederschläge des Burnout-Themas gehäuft infolge von »Aufklärung« oder Modernisierungsschüben nachweisen lassen, die ja in der Regel der individuellen menschlichen Entscheidung Vorrang vor dem Einfluss höherer Mächte, diesseitiger und jenseitiger, zuweisen." (Burisch, 2006, S. 220)

Cherniss (1995) sieht generell die Suche nach *Sinn* in Arbeit und Leben als Strategie gegen Burnout. Burisch schildert einen interessanten Exkurs von Cherniss und die Folgerungen daraus folgendermaßen:

> „Ein Heim für schwer geistig Behinderte, dessen Arbeitsalltag so ziemlich alles aufwies, was für Burnout verantwortlich gemacht wird: Arbeit rund um die Uhr, sieben Tage pro Woche, minimale Bezahlung, kaum Entscheidungsfreiheit, obligate Putzarbeiten auch für gut ausgebildete Fachkräfte. Dennoch schien das Heim von Burnout frei zu sein. Des Rätsels Lösung: Es wurde von Nonnen betrieben, die in ihrem Tun die Sinnfrage restlos beantwortet fanden. Cherniss leitet daraus die Forderung ab, »personbezogene Dienstleistungsprogramme« – also z. B. Schulen oder Kliniken – als »moralische Gemeinschaften« zu gestalten, mit denen eine starke Identifikation wieder möglich ist. In der Tat, eine solche moralische Aufrüstung wäre vielversprechend. Freilich: Wie dergleichen zu bewerkstelligen wäre, muss als Frage offen bleiben." (Burisch, 2006, S. 220)

Im einfachen Tun im Hier und Jetzt die Sinnfrage restlos beantwortet finden, das ist aber nichts anderes, als buddhistische Mönche auch leben. Wir betonen aber, dass wir trotz buddhistischer (und über die chinesische Kultur auch taoistischer und konfuzianistischer) mentaler und spiritueller Verankerung des Shaolin-Qi Gong-Programms es für nicht notwendig erachten, die jeweiligen christlichen, jüdischen oder muslimischen Bindungen aufzugeben, um mittels Shaolin-Qi Gong gegen Burnout vorbeugen bzw. es behandeln zu können. Wir können z. B. als Christen durchaus auch „Sitzende Meditation" (*Tso-ch'an/Zazen*) zur mentalen und spirituellen Verankerung betreiben und sie in umfassend heilsamer Weise einfach nur wirken lassen.

3.3 Leitfaden zur Implementierung von Shaolin-Qi Gong in die Burnout-Therapie und -Prophylaxe

In diesem Kapitel wollen wir zeigen, wo und wie das Shaolin-Qi-Gong-Programm in einem vom Arzt und Unternehmensberater Jörg-Peter Schröder erprobten und 2006 vorgestellten, uns sehr praktikabel erscheinenden, westlichen Burnout-Therapie- bzw. Burnout-Vorbeugungs- und Gesundheitsförderungskonzept eingesetzt werden kann.

3.3.1 Implementierung von Shaolin-Qi Gong in Schröders Sechs-Phasen-Modell des persönlichen Turnarounds

Nach Schröder (2006) bestimmen die Belastungsquellen, die Persönlichkeitsmerkmale (d. h. individuelle Bedingungen) und die Antwortfähigkeit (d. h. Verarbeitungs- und Handlungsmöglichkeiten), ob unsere Reaktionen uns in einer positiven Spirale der Persönlichkeitsentwicklung und -entfaltung in Richtung Gesundheit, Bewegung, Lebendigkeit und Kreativität oder in einer negative Spirale in Richtung Krankheit, Burnout und Depression führen (s. Abb. 49 auf der nächsten Seite).

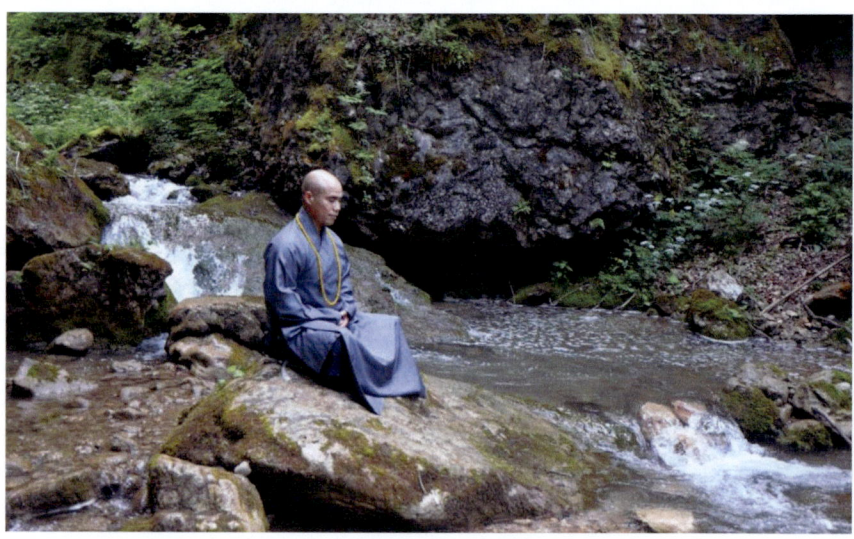

Abb. 48:
Großmeister Shi Yan Liang in sitzender Meditation
(http://shaolinkultur.at/fotosvideos/shi-yan-liang/03.07.2014)

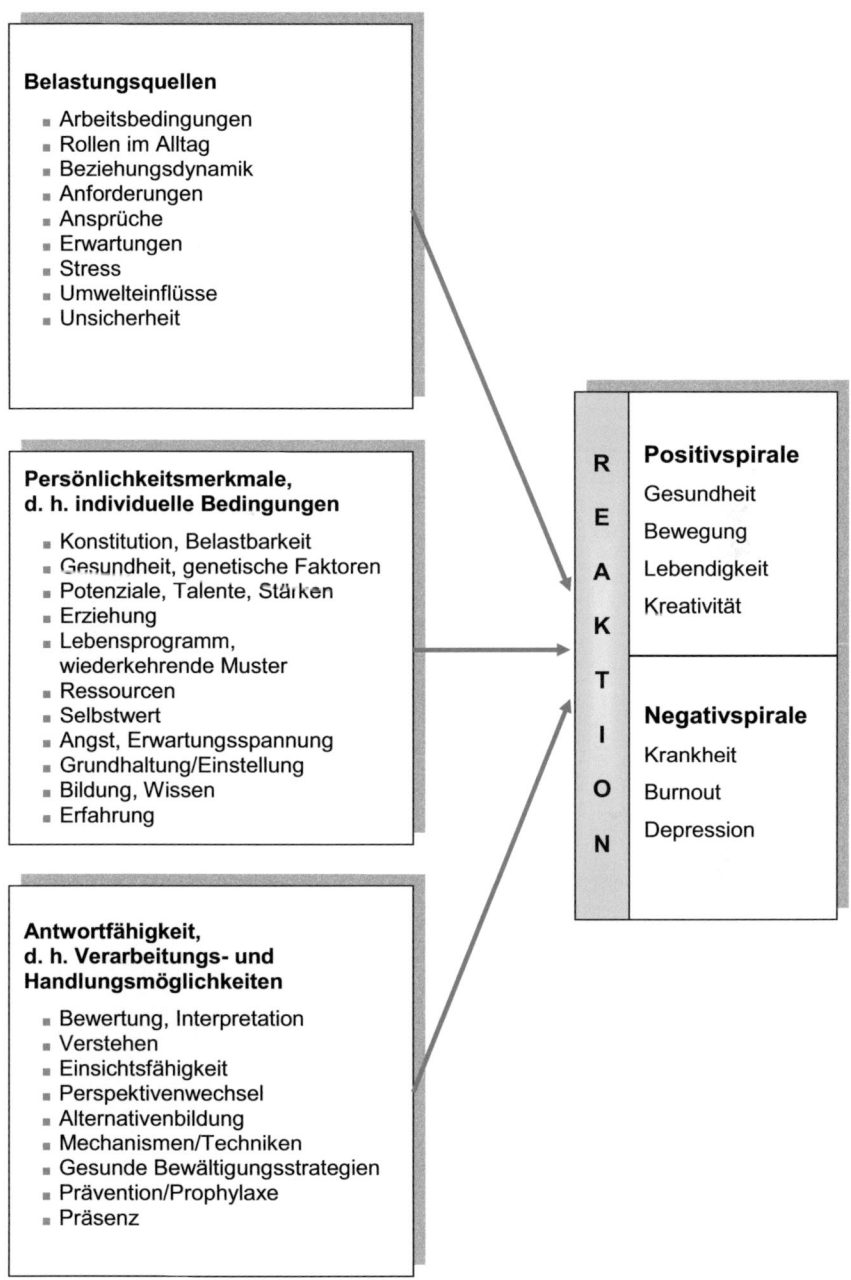

Belastungsquellen

- Arbeitsbedingungen
- Rollen im Alltag
- Beziehungsdynamik
- Anforderungen
- Ansprüche
- Erwartungen
- Stress
- Umwelteinflüsse
- Unsicherheit

Persönlichkeitsmerkmale, d. h. individuelle Bedingungen

- Konstitution, Belastbarkeit
- Gesundheit, genetische Faktoren
- Potenziale, Talente, Stärken
- Erziehung
- Lebensprogramm, wiederkehrende Muster
- Ressourcen
- Selbstwert
- Angst, Erwartungsspannung
- Grundhaltung/Einstellung
- Bildung, Wissen
- Erfahrung

Antwortfähigkeit, d. h. Verarbeitungs- und Handlungsmöglichkeiten

- Bewertung, Interpretation
- Verstehen
- Einsichtsfähigkeit
- Perspektivenwechsel
- Alternativenbildung
- Mechanismen/Techniken
- Gesunde Bewältigungsstrategien
- Prävention/Prophylaxe
- Präsenz

R E A K T I O N

Positivspirale

Gesundheit

Bewegung

Lebendigkeit

Kreativität

Negativspirale

Krankheit

Burnout

Depression

Abb. 49:
Einflussfaktoren auf die Belastungsbewältigung
(Aus: Schröder, 2006, S. 40)

129

Ob wir uns noch in der positiven Entfaltungsspirale oder schon in der negativen Burnout-Spirale (s. Kapitel 1.3.3, S. 32ff.) befinden, kann mit einem der in Kapitel 1.5 vorgestellten Diagnose-Instrumente eruiert werden. Da wir hier vor allem von Schröders Konzept ausgehen, empfiehlt sich dessen Burnout-Indikator (s. Kapitel 1.5.4, S. 57ff.) für ein überblicksmäßiges Screening heranzuziehen.

Weiters erscheint diagnostisch wesentlich,

(a) in welchem Zustand sich unsere „Lebensbatterie" befindet, was uns Energie spendet und was uns Energie raubt (Diagnose der Energiespender und Energieräuber),

(b) wo unsere Stärken und Schwächen liegen (Diagnose des eigenen Persönlichkeits-profils) und

(c) wie wir auf Belastungen und Stress reagieren (Diagnose der Reaktionsressourcen) (vgl. Schröder, 2006, S. 41ff.).

Schröder beschreibt für die einzelnen Burnout-Phasen (s. Kapitel 1.3.3.1, S. 32ff.) folgende Lösungsansätze:

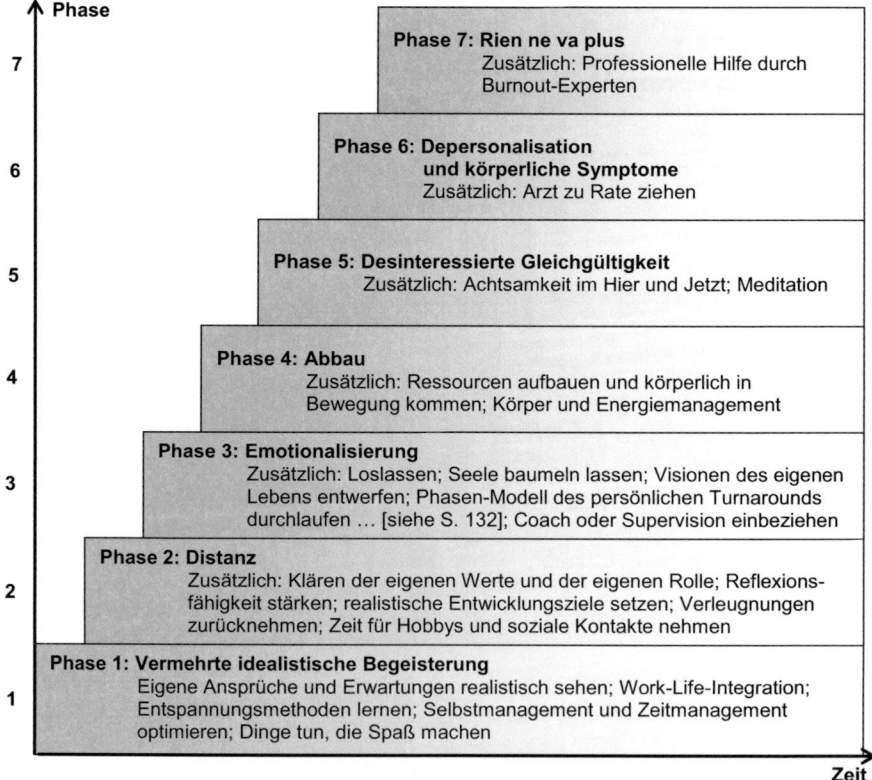

Abb. 50: Lösungsansätze für die einzelnen Burnout-Phasen (Aus: Schröder, 2006, S. 26)

Da in der Burnout-Spirale die Anforderungen der Situation höher eingeschätzt werden als die für ihre Bewältigung vorhandene Energie, kommt es zu einer immer stärkeren Anspannung und fortwährenden Frustration. Letztlich wird an den eigenen Energieressourcen im Körper Raubbau betrieben. Da die Erkennungszeichen (Symptome) nicht immer eindeutig sind und bisweilen mehr oder weniger unbewusst Verleugnungs- und Verdrängungsmechanismen ihr Unwesen treiben, wird ein schneller Ausstieg verhindert. (Vgl. Schröder, 2006, S. 27)

Wir teilen Schröders Auffassung, dass es keine „Anti-Burnout-Pille" und keine allgemeine Anti-Burnout-Rezeptur gibt und dass deshalb gegen das individuell ganz spezifische Auftreten von Burnout individuell adaptierbare Bewältigungsstrategien entwickelt werden müssen:

> „Es gibt kein Standardrezept zum Umgang mit Belastungen, Hektik, Druck und sich selbst. Wir alle sind unterschiedlich in unserem Persönlichkeitsprofil, geprägt durch Umfeld, Erziehung, Kultur, Erfahrung, Wissen und Einstellung. Beim Burnout kommen ein nicht erfülltes Sehnen und eine illusionäre Verkennung der Wirklichkeit, die damit verbundenen Enttäuschungen und die daraus resultierenden Verhaltensmuster hinzu.
>
> Da wir Belastungssituationen individuell unterschiedlich bewerten und empfinden, bedürfen sie auch individuell maßgeschneiderter Bewältigungs-strategien und Maßnahmenbündel, um wirklich effizient zu sein.
>
> Nach unseren Erfahrungen im Coaching mit Menschen im Burnout arbeiten wir mit einem modular maßgeschneiderten Transformationskonzept für den **persönlichen Turnaround**, welches aus **sechs Phasen** besteht und einem integralen Ansatz Rechnung trägt.
>
> In diesem Re-Balancing-Integrations-Konzept geht es weniger um eine Veränderung, sondern um eine Förderung der individuellen Persönlichkeits-entwicklung. Der Unterschied ist gewaltig: Während Veränderung meist von außen ansetzt (extrinsische Motivation), findet Entwicklung von innen statt (intrinsische Motivation). Hierbei haben wir aus den Erfahrungen mit vielen Führungskräften im Einzel- und Teamcoaching sowie im Gesundheitsmanage-ment besonderen Wert auf die Klärung gelegt, wie der Burnout-Zyklus effektiv verlassen werden kann und welche Wege es gibt, um nicht wieder in diesen Abwärtsstrudel zu geraten." (Schröder, 2006, S. 51)

Wir können daraus deutlich ersehen, dass wir uns mit diesem Konzept in Bezug auf die Bekämpfung und Vermeidung von Burnout mehr der individuellen Persönlichkeit und ihrem Innenleben als äußeren Umständen, Belastungen oder Stress zuwenden. Äußere Umstände, Belastungen oder Stress sind Gegebenheiten, die nicht mit Notwendigkeit etwas zu persönlichem Burnout beitragen müssen, obwohl wir eingestehen, dass sie sehr häufig auch maßgeblich beteiligt sind. Wir nehmen sie aber in ihrer objektiven Form als etwas, das nicht so in unserem Gestaltungs- und Verantwortungsbereich liegt wie unser persönliches Selbst. Die zentrale Instanz für die Steuerung unseres Verhaltens im Hinblick auf den persönlichen Turnaround aus dem Burnout ist demnach unser persönliches Selbst.

Schröder unterscheidet in seinem Modell des persönlichen Turnarounds folgende sechs Phasen:

„■ **Ent-Lastung**
Die Aspekte: Distanz schaffen, raus aus der Negativspirale, Ressourcen aufbauen, Verbündete suchen.

■ **Ent-Täuschung**
Die Aspekte: Rücknahme der Verleugnung, Akzeptieren der Selbst-Täuschung und der Realität, verstehen, erfahren, erspüren, fühlen.

■ **Ent-Deckung**
Die Aspekte: Bewusstmachen und -werden; Orientierung; Blickwinkel ändern; Erzeugen einer neuen Wirklichkeit; Vision, Mission, Ankopplung an eigenen Sinn und Werte.

■ **Ent-Scheidung**
Die Aspekte: Vorbereitung des Behavioural Change; zu sich selbst stehen; authentisch sein; Neuausrichtung; kybernetische Hebel für Veränderung; Einstellung und Verhalten ändern; eigenes Anspruchsniveau reduzieren; Commitment für sich selbst geben.

■ **Ent-Faltung**
Die Aspekte: Handlung/Umsetzung/Integration; Strategie entwickeln; konkrete Maßnahmen aufsetzen; Eigenverantwortung übernehmen; erste Schritte in den neuen Räumen gehen lernen; persönlichen Aktionsradius vergrößern.

■ **Ent-Spannung**
Die Aspekte: Feiern des Neuen; Entspannungsverfahren und Meditation; Leichtigkeit, Achtsamkeit, Gelassenheit, Spaß haben, Hobbys pflegen; Zeit für sich selbst nehmen und in der eigenen Zeit arbeiten; Auswertung." (Schröder, 2006, S. 51f.)

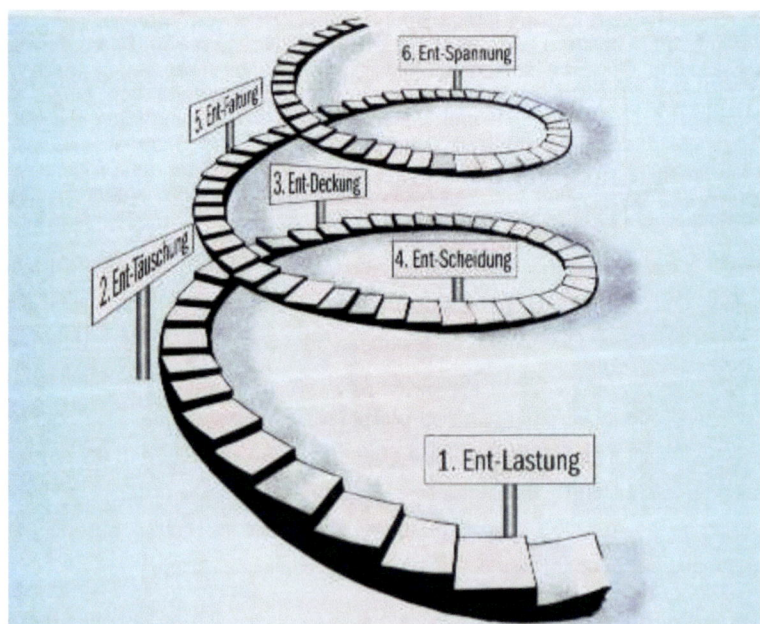

Abb. 51: Sechs-Phasen-Modell des persönlichen Turnarounds (Aus: Schröder, 2006, S. 53)

Mit Schröder meinen auch wir:

„Alle Maßnahmen bedürfen einer individuellen Anpassung; Checklisten, Leitlinien und Vorschriften mit Verhaltensanweisungen ‚Machen Sie dies …' oder ‚Machen Sie das …' greifen zu kurz und können nur Anhaltspunkte und Anregungen geben.

… […] intellektuell-kognitive Ansätze [reichen] nicht aus, um Verhalten von außen wirklich zu ändern. Vom Verstand her begreifen alle Menschen, die sich auf ein Burnout zubewegen, die Notwendigkeit, etwas zu ändern. Doch eine Neuausrichtung wird erst dann nachhaltig erfolgreich sein, wenn sie im Einklang mit den persönlichen Potenzialen, Wertvorstellungen, der individuellen Lebensvision und der Anbindung an das Bauchgefühl entwickelt und gelebt wird. Und das funktioniert nur von innen.

Gerade bei Burnout geht es darum, aus der eigenen Mitte sein eigenes Leben neu zu führen – und ‚führen' ist ein aktiver Begriff, der Selbstverantwortung erfordert, um den persönlichen inneren Weg zur Essenz, Liebe, Frieden, Stille und Klarheit für das eigene Leben zu finden.

Die Maßnahmen zur Bewältigung Ihrer Überforderungssymptomatik sollen ganzheitlich dazu beitragen, eine Balance und Integration mit Hilfe von Lösungsmechanismen und Instrumenten neu und anders zu ermöglichen.

Es kommt wesentlich auf die eingenommene Perspektive an: Die Frage lautet nicht ‚Warum habe ich Burnout-Symptome?', sondern ‚Wie lebe ich meinen Werten entsprechend authentisch, glücklich und in der mir eigenen Zeit?'." (Schröder, 2006, S. 52f.)

Auf den Punkt gebracht formuliert Schröder:

„■ Ent-Lastung bedeutet, die Kupplung des Belastungsmotors zu treten und raus aus der Tretmühle der Ansprüche zu kommen.

■ Ent-Täuschung heißt, die Ist-Situation zu akzeptieren und die (Selbst-)Verleugnung zurückzunehmen. Erst ein tiefes Verstehen, Erfahren, Erspüren und Erfühlen ermöglicht die nächste Stufe.

■ Ent-Deckung bedeutet Bewusstmachen und -werden. Durch eine Neuorientierung, die eine Lebensvision auf Basis des eigenen Sinns und der eigenen Werte ermöglicht, ergeben sich neue Lebens-Perspektiven.

■ Ent-Scheidung ist die Vorbereitung des Behavioural Change.

■ Ent-Faltung bedeutet Handlung, Umsetzung und Integration. Nach der strategischen Planung können konkrete Maßnahmen aufgesetzt werden, die ein hohes Maß an Eigenverantwortung erfordern.

■ Ent-Spannung rundet die gemachten Schritte der Weiterentwicklung durch Entspannungsverfahren und Meditation ab. Sie hilft, präsent in der Jetzt-Zeit zu leben und körperlich, geistig und seelisch entspannen können und mit Spaß und Leichtigkeit wieder die Dinge tun können, die Ihnen entsprechen." (Schröder, 2006, S. 93)

Wenn wir nun das Shaolin-Qi Gong-Programm implementieren wollen, um über einen persönlichen Turnaround aus den Leiden des Burnout herauszukommen, dann ist dies nur unter folgenden Voraussetzungen sinnvoll:

► Anpassung an die äußere und vor allem an die innere Situation,

▶ primär keine Ausrichtung auf intellektuell-kognitives Überzeugen, sondern auf eine Anbindung an das Bauchgefühl,

▶ Ermutigung zur aktiven Selbstführung zu selbstverantwortlichem Seinlassen, d. h. zu aktiver Gelassenheit,

▶ Förderung einer neuen Balance und Integration

und

▶ Ermöglichung eines aktiven Perspektivenwechsels weg vom Leid und seinen Ursachen, hin zur geheimnisvollen Geborgenheit des Soseins im Hier und Jetzt.

Unter diesen Voraussetzungen ist das Shaolin-Qi Gong-Programm grundsätzlich in jeder Burnout-Phase und in jeder Phase des persönlichen Turnarounds einsetzbar. Es sollte allerdings berücksichtigt werden, dass vor allem die mentale und spirituelle Komponente in allen ihren Teilen das entscheidende Wirkagens im Hinblick auf Besserung, Heilung und Vorbeugung sein dürfte. Allerdings setzt das die richtige äußere und innere Ausführung der einzelnen Programmteile voraus.

Wo ärztliche Hilfe empfohlen wird, spätestens ab der 6. Burnout-Phase bei Schröder und spätestens ab dem Frühstadium (3. Phase) bei Goiser, sollte auch unbedingt eine erfahrene Ärztin oder ein erfahrener Arzt die Behandlung mittragen. Wo die Hilfe von Burnout-Experten empfohlen wird, in der Burnout-Phase 7 bei Schröder und im Stadium des voll ausgeprägten Burnouts (5. Phase) bei Goiser, sollten die ärztlichen Therapeuten/-innen für die Burnout-Therapie speziell geschult sein. Nur in Zusammenarbeit des Shaolin-Qi Gong-Fachpersonals mit psychologischem und/oder ärztlichem und/oder psychotherapeutischem Fachpersonal sehen wir in schweren Burnout-Fällen einen verantwortungsbewussten Einsatz des Shaolin-Qi Gong-Programms in einer burnouttherapeutischen Gesamtkonzeption.

Grundsätzlich meinen wir, dass sich Shaolin-Qi Gong-Fachpersonal zunächst mit dem Burn-out-Problem, seiner Behandlung und entsprechenden Vorbeugemaßnahmen im westlichen Sinn ausgiebig beschäftigt haben muss, bevor es das Shaolin-Qi Gong-Programm unter dem Anspruch, damit Burnout stoppen oder bessern oder heilen zu wollen, einsetzt. Und selbst wenn entsprechende Hintergrunderfahrungen vorliegen, oder besser gerade dann, empfiehlt es sich, die regelmäßige Praxis von Shaolin-Qi Gong *nicht nur* zum Zwecke der Burnout-Therapie und -Prophylaxe zu vermitteln. Einerseits ist Burnout ein zu ernstes Problem, als dass ohne theoretischen und praktischen Hintergrund jeweils individuell entsprechend angepasste und auf die Situation abgestimmte Lösungs- und/oder Besserungs- und/oder Heilungsprozesse mit Shaolin-Qi-Gong seriös initiiert werden könnten. Andererseits ist unseres Erachtens Shaolin-Qi Gong für sich selbst ein zu wertvolles Gut, um mit Halbwissen *rein nur* für bestimmte, wenn auch hehre Zwecke, wie z. B. die Gesundheit, instrumentalisiert zu werden. Damit wir hier richtig verstanden werden, wollen wir hervorheben, dass wir sehr wohl eine Instrumentalisierung von Shaolin-Qi Gong für Gesundung und Gesunderhaltung für sinnvoll erachten, wenn sich die Praxis dieses Gutes *nicht nur* in der Außenzwecksetzung erschöpft und auch die innere Zweckgegebenheit immer respektiert wird. Shaolin-Qi Gong ist mehr als ein potenzielles Heilmittel, es ist gelebte buddhistische Philosophie.

Im direktiven Formulieren von Ratschlägen oder Leitfäden in Form von konkreten Anweisungslisten, wo und wie Shaolin-Qi-Gong nun gegen Burnout-Symptome eingesetzt werden kann, sehen wir aufgrund der jeweils individuellen Leidenskonstellationen, der jeweils individuellen Leidensentstehungsgeschichten und der jeweils individuellen Einbettungen der Leidensformen in die gegenwärtigen Lebenszusammenhänge keine seriöse Vorgangsweise. Abgesehen davon, dass Ratschläge eben Schläge sind und zumeist auch so wirken und Leitfäden eben als Fäden ziemlich filigran sind, ergibt sich ja gerade in einer nicht-direktiven, respektvoll begleitenden und anteilnehmenden Zuwendung eines/einer vom konkreten Leben und Leiden eines/einer Klienten/-in nichts wissenden und insofern unwissenden Burnout-Therapeuten/-in eben aus dieser Unwissenheit heraus für Leidende die Chance, wirklich ihren ganz persönlichen Turnaround Phase für Phase in Übereinstimmung mit sich selbst zu entwickeln und sich so selbst aus dem persönlichen Leiden zu (er)lösen. Von Seiten des/der Therapeuten/-in ist hierfür ein empathisch einfühlendes und nicht wertendes, ein zurückhaltend interessiertes und nicht voyeuristisch neugieriges, den/die Klienten/-in brutto und nicht netto akzeptierendes, authentisches Begegnungsverhalten sicherlich sehr förderlich (vgl. Rogers, 1987; Tausch & Tausch, 1990).

Das Einzige, was hierfür organisatorisch von vornherein benötigt wird, ist ein regelmäßiges Begegnungssetting, welches in unserem Fall die regelmäßigen Shaolin-Qi Gong-Einheiten sein könnten. Je schwerer das Leiden, desto dichter sollten die von Shaolin-Qi Gong- und Burnout-Fachleuten in Personalunion *betreuten* Shaolin-Qi Gong-Einheiten zur Burnout-Therapie aufeinander folgen. Mit zunehmendem Nachlassen des Leidens kann der zeitliche Abstand zwischen den *betreuten* Shaolin-Qi Gong-Einheiten erweitert werden, bis er schließlich nach Lösung oder Bewältigung des Leidens zur tertiärpräventiven Schadensbeseitigung in einen relativ weiten übergeht.

Ein weiter zeitlicher Abstand zwischen den *betreuten* Shaolin-Qi Gong-Einheiten bedeutet aber nicht, dass jetzt Shaolin-Qi Gong seltener erforderlich ist, sondern dass es, obwohl möglicherweise genauso oft notwendig wie im tiefen Leiden, bereits wesentlich mehr unter der Eigenregie des/der Klienten/-in praktiziert wird. Die nun seltenere professionelle Betreuung verbleibt noch, um z. B. einer Stereotypisierung von möglicherweise energetisch ungünstigen

Bewegungsausführungen korrigierend vorzubeugen, oder dem/der Klienten/-in im Bedarfsfall noch ein wenig stützend bei der persönlichen inneren Entwicklung zur Verfügung zu stehen. Therapeutisches Idealziel ist ja die Auflösung jeglicher therapeutischer Notwendigkeit. Ein guter Burnout-Therapeut bzw. eine gute Burnout-Therapeutin therapiert sich gleichsam selbst weg.

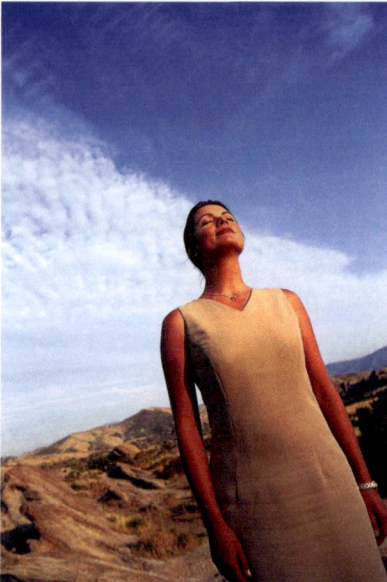

Abb. 52:
Shaolin-Qi Gong hilft,
energetisch ausgeglichen,
autonom und weltoffen
durchs Leben zu schreiten

3.3.2 Gestaltung einer Burnout-Firewall zur Prävention und Gesundheitsförderung mittels Shaolin-Qi Gong

In der allgemeinen Prävention, bei der es ja in allgemeiner Weise um das Vorbeugen gegen jegliche gesundheitliche Schäden und Krankheiten unabhängig vom Lebensbereich geht, werden drei Zielrichtungen unterschieden:

(a) Primärprävention:

Sie zielt auf *„Schadensverhütung"* und es wird zwischen der *Verhältnis-* und der *Verhaltensprävention* differenziert (vgl. Schröder, 2006, S. 96):

(*a₁*) *Verhältnisprävention*:

Ihr Ziel ist es, die sozialen, die arbeitsbezogenen, die organisationsbezogenen und die freizeitbezogenen Lebensverhältnisse so zu beeinflussen, dass durch sie erst gar nicht gesundheitliche Schäden oder Krankheiten auftreten.

Zur *Verhältnisprävention* gegen Burnout im Arbeitsfeld zählt Schröder (2006, S. 97) folgende Bereiche:

- ► Arbeitsorganisation
- ► Arbeitsmittel
- ► Information
- ► Betriebsklima
- ► Anerkennung
- ► Schulung
- ► Beratung

(a₂) *Verhaltensprävention*:

Ihr Ziel ist es, jene individuellen Verhaltensweisen zu fördern, durch die gesundheitliche Schäden oder Krankheiten vermieden werden.

Zur *Verhaltensprävention* gegen Burnout im Arbeitsfeld zählt Schröder (2006, S. 97) folgende Bereiche:

- ► Selbstmanagement der Mitarbeiter/-innen
- ► Maßnahmen zur Stressbewältigung
- ► Verfahren zur Entspannung und Meditation

(b) Sekundärprävention:

In ihr geht es um *„Schadensbegrenzung"* und sie ist in *Früherkennung* von schädigenden oder krankmachenden individuellen und/oder systemischen Gegebenheiten und in *Intervention* gegliedert (vgl. Schröder, 2006, S. 97):

(b₁) *Früherkennung*:

Im Arbeitsbereich „fokussiert [sie] auf eine Betreuung der Mitarbeiter und erfolgt aus einem interdisziplinären Ansatz arbeitsmedizinisch und psychologisch erfahrener Coaches in dieser Materie." (Schröder, 2006, S. 97)

(b₂) *Intervention*:

Sie erfolgt einerseits über die Ansätze der *Verhältnis-* und der *Verhaltensprävention* und andererseits bereits auf *therapeutischem Wege* (vgl. Schröder, 2006, S. 97).

(c) Tertiärprävention:

Nach Schröder „verfolgt [sie] das Ziel einer ‚Schadensrevision'. Die eingesetzten Verfahren sind die medizinische und psychologische Rehabilitation sowie Maßnahmen zur Wiedereingliederung in Gesellschaft und Beruf." (2006, S. 97)

Welche Rolle kann nun das Shaolin-Qi Gong-Programm bei der Gestaltung einer präventiven Burnout-Firewall einnehmen? Wir meinen, dass dies vor allem in den Bereichen *Selbst-*

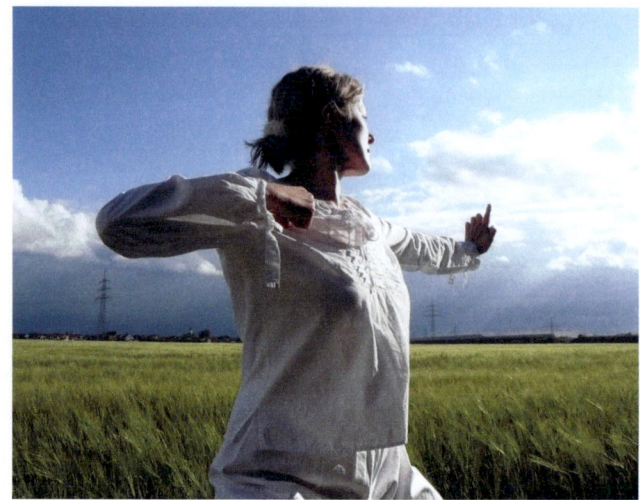

Abb. 53:
„Den Bogen spannen" (aus:
http://www.qigong57.de/Mai%
2009%20391.jpg;
03.07.2014)

management, *Stressbewältigung*, *Entspannung und Meditation* sowie *Therapie* und *Rehabilitation* erfolgen kann. Das Wirkagens und die vorausgesetzten Prinzipien entsprechen weitgehend den Schilderungen zur *Implementierung von Shaolin-Qi Gong in Schröders Sechs-Phasen-Modell des persönlichen Turnarounds* (s. S. 128ff., vor allem aber S. 133ff.). Während wir dort allerdings die konkrete Gestaltung bis auf ein anfänglich relativ dicht aufeinander folgendes, regelmäßiges, professionell betreutes Begegnungssetting, in welchem die Beschäftigung mit dem Shaolin-Qi Gong-Programm als Begegnungsträger vorgesehen ist, aus den genannten Gründen offen lassen, empfehlen wir hier in der *Sekundär-* und in der *Tertiärprävention* mindestens ein bis zwei *professionell betreute* und zwei bis drei mit dem Shaolin-Qi Gong-Programm *selbst gestaltete* Einheiten pro Woche zu jeweils durchschnittlich 45 Minuten. In Summe sollte also in mindestens vier Einheiten an vier verschiedenen Wochentagen, also mindestens drei Stunden pro Woche, in ein *sekundär-* bzw. *tertiärpräventives* Shaolin-Qi Gong investiert werden. Für die selbst gestalteten Einheiten empfehlen wir den frühen Morgen vor dem Frühstück und für die betreuten Einheiten nach Möglichkeit den frühen Abend vor dem Abendessen oder am Wochenende den zentralen Vor- oder Nachmittag.

Zur *primären Verhaltensprävention* empfehlen wir die tägliche, meditative Ausführung von zumindest Teilen des Shaolin-Qi Gong-Programms über einen Zeitraum von ca. 20 Minuten *in selbstständiger Weise*. Dies setzt allerdings seine richtige Beherrschung und den festen Willen des konsequenten Einbaus in den *persönlichen Tagesablauf* voraus. Ein sich selbst wohlwollendes Management der individuellen Zeiträume unter Berücksichtigung des persönlichen Rhythmus ist aber durchaus erlernbar (s. Tab. 20 auf der nächsten Seite).

Aktivität	Wichtigkeit	Dringlichkeit	Priorität	Zeitbedarf	Termin
Öffnen der Energietore	hoch	wenig	C	15 Min.	frühmorgens
Tagesplanung	hoch	mittel	B	15 Min.	morgens
Mails	mittel	hoch	A	30 Min.	vormittags
Standardbriefe	niedrig	mittel	D	25 Min.	vormittags
Strategieplanung	hoch	wenig	B	90 Min.	vormittags
Ba jins	hoch	wenig	C	10 Min.	mittags
Mittagspause	hoch	mittel	A	30 Min.	mittags
Reisekostenabrechnung	niedrig	mittel	D	20 Min.	nachmittags
Abteilungsbesprechung	mittel	hoch	A	90 Min.	nachmittags
Yi-jin-jing-Qi Gong	hoch	mittel	B	25 Min.	nachmittags
Besprechungen	mittel	mittel	B	60 Min.	abends
Energiemassage	mittel	wenig	C	15 Min.	abends
Sitzende Meditation	hoch	mittel	A	15 Min.	täglich

Tab. 20:
Beispiel einer Tagesplanung für Manager (in Anlehnung an Schröder, 2006, S. 103)
unter Berücksichtigung eines zeitlich günstig verteilten Einbaus von Elementen des
Shaolin-Qi Gong-Programms

Zu dieser Art der Tagesplanung wollen wir aber mit Schröder bemerken:

„Eine hohe Priorität bedeutet jedoch nicht, dass Sie die Aufgabe auch wirklich erledigen, es kann gut sein, dass es einfach gerade nicht passt. Doch das Aufschieben von Tätigkeiten belastet sehr, oft kostet das Denken an eine unerledigte Reisekostenabrechnung mehr Kraft, als diese endlich auszufüllen. Machen Sie es einfach und leicht.

Denken Sie daran: Sie können nicht den ganzen Tag verplanen – es kommt sowieso ganz anders! Wenn Sie bereits acht Stunden verplant haben, sollten Sie nicht weitere zwei Stunden verplanen, sondern sich Gedanken darüber machen, was Sie lieber weglassen oder delegieren können. Sie können nicht permanent über zehn Stunden arbeiten. Loslassen heißt die Devise" (Schröder, 2006, S. 103f.)

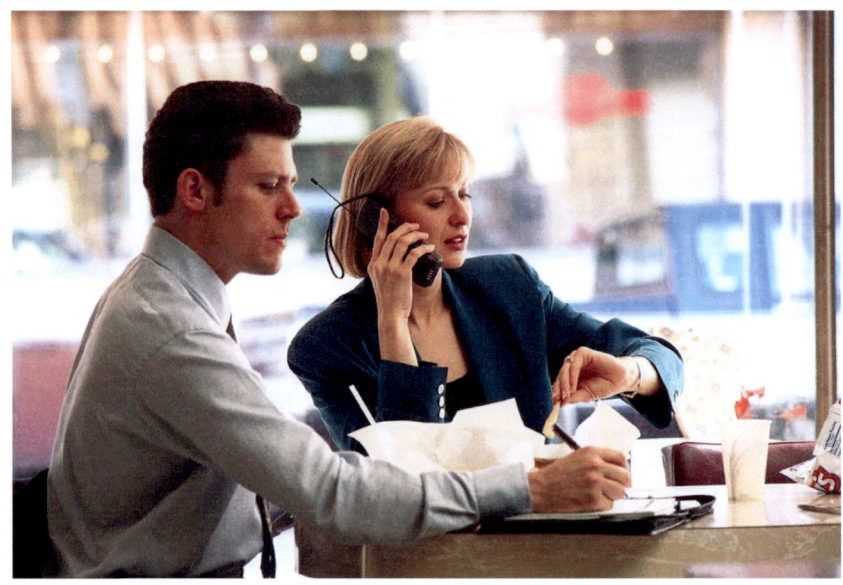

Abb. 54:
Gute Planung verplant nicht alle verfügbare Zeit.

Schlussbemerkungen

Abschließend wollen wir zusammenfassend Folgendes bemerken:

1. Burnout ist zumeist ein sehr komplexes Phänomen. In Interaktion von bestimmten disponierenden inneren Persönlichkeitsmerkmalen und bestimmten arbeits- und/oder organisations- und/oder gesellschaftsbezogenen, belastenden Umweltfaktoren kann es zu zunehmendem Schwund von Lebensenergie kommen, was zu seelischen, geistigen, körperlichen und sozialen Disharmonien führt, welche ab einem bestimmten Grad zu objektiven Störungen und Leidenszuständen führen, denen Krankheitswert zugesprochen werden muss.

2. Burnout hat viele verschiedene Gesichter, verläuft immer individuell anders und es sind viele verschiedene Ursachen möglich. Die Burnout-Diagnostik ist nicht einfach und eine Sache von Spezialisten/-innen.

3. Burnout Therapie ist jeweils individuell in dialogischer Abstimmung mit dem/der Betroffenen zu gestalten. Es gibt keine allgemeinen Rezepturen, außer jene, die sowieso alle in der jeweiligen Situation spüren und kennen, wie z. B. Auszeit, Verringerung der einströmenden Belastungen, Entspannung, mehr Schlaf, Ernährungs-achtsamkeit, Bewegung, Qualität statt Quantität, Zeitmanagement usw.

4. Schweres Burnout erfordert burnoutprofessionelle Interventionen und Betreuung. Aufklärung, Wissen und Kenntnisse heilen in der Regel nicht. Die Verbindung aller Interventionen und Betreuungshandlungen mit dem „Bauchgefühl" erscheint wesentlich.

5. Shaolin-Qi Gong ist eine von vielen Möglichkeiten, Lebensenergie zu pflegen, nämliche jene, die uns von den Shaolin-Mönchen vermittelt wurde und wird.

6. Durch Shaolin-Qi Gong kann energetisch mit der Umgebung und im Innern interagiert werden. Bei richtiger Praxis kommt es zur aufbauenden Aufnahme und entgiftenden Abgabe von Energie, zur Umwandlung von blockierender Energie, zu störungsfreiem Energiefluss und Energieverteilung.

7. Durch Shaolin-Qi Gong kann nicht nur körperliche, sondern vor allem auch seelische und geistige Kraft aufgebaut werden. Die Persönlichkeit wird dadurch entstresst und es werden harmonische Verhältnisse nach innen und außen hergestellt.

8. In unserem Zusammenhang hier verstehen wir unter „Shaolin-Qi Gong" nicht nur das „Yi-jin-jng-Qi Gong", sondern unter dem Titel „Shaolin-Qi Gong-Programm" auch das „Öffnen der Energietore", alle „Ba jins", die „Energiemassage", die „Sitzende Meditation" (*„Tso-ch'an"*) und das „Shaolin-Nordic Walking". Das „Yi-jin-jing-Qi Gong" ist zwar das Herzstück des „Shaolin-Qi Gong-Programms", aber auch alle anderen Teile enthalten zumindest Teile des Wesens der von den Shaolin-Mönchen vermittelten Energiearbeit.

9. Regelmäßig „Sitzende Meditation" (*„Tso-ch'an"/„Zazen"*) führt zur spirituell-mentalen Verankerung im einfachen Dasein.

10. Burnout-Probleme können mittels Shaolin-Qi Gong bzw. Shaolin-Qi Gong-Programm gestoppt oder gebessert oder, im Idealfall, aufgelöst werden.

11. Um ernste Burnout-Probleme mittels Shaolin-Qi Gong-Programm stoppen, bessern oder auflösen zu können, bedarf es wechselseitig sich einlassender Verbindung von westlicher und östlicher Kultur-, Philosophie- und Medizinpraxis.

12. Ernste Burnout-Probleme sollten nach Möglichkeit in Zusammenarbeit von burnout-geschulten Ärzten/-innen und burnoutgeschulten Shaolin-Qi Gong-Professionisten/-innen behandelt werden.

13. Mit dem Shaolin-Qi Gong-Programm kann gegen Burnout-Probleme vorgebeugt werden.

14. Burnout-Prophylaxe durch das Shaolin-Qi Gong-Programm kann nach seinem Erlernen selbstständig durchgeführt werden. Es greift allerdings nur, wenn Shaolin-Qi Gong in die tägliche oder zumindest wöchentliche Lebensroutine in sinnvollem Ausmaß und an richtiger Stelle eingegliedert und über einen längeren Zeitraum praktiziert werden kann.

15. Um möglicherweise sich einschleichenden ungünstigen oder ineffizienten Handlungsstereotypen vorzubeugen, empfehlen wir die fallweise Supervision der persönlichen burnoutprophylaktischen Shaolin-Qi Gong-Handlungen durch burnout-geschulte Shaolin-Qi Gong-Professionisten.

16. Ohne spirituell-mentale Verankerung in der Selbstzweckhaftigkeit verkommt Shaolin-Qi Gong zur instrumentalistischen Bewegungshülse ohne nachhaltig heilenden Kern.

17. Haltung und Bewegung beim Shaolin-Qi Gong zeichnen sich aus durch individuelle Stabilität und Geschmeidigkeit, Konzentration und Offenheit, ein Loslassen der sich aufdrängenden Gedanken, ein (paradox erscheinendes) Absehen von jedem Willen zur Meditation, ein gelassenes und zufriedenes Fühlen des Hier und Jetzt im unverfälscht übenden Erweisen.

18. Das Burnout vorbeugende bzw. therapierende Wirkagens von Shaolin-Qi Gong ist ein Geschenk aus dem Nichts (eigentlich aber nichts als eben nichts).

Wir wünschen viel Lebensfreude und -qualität mit regelmäßigem Shaolin-Qi Gong und

„KEEP BURNING!"

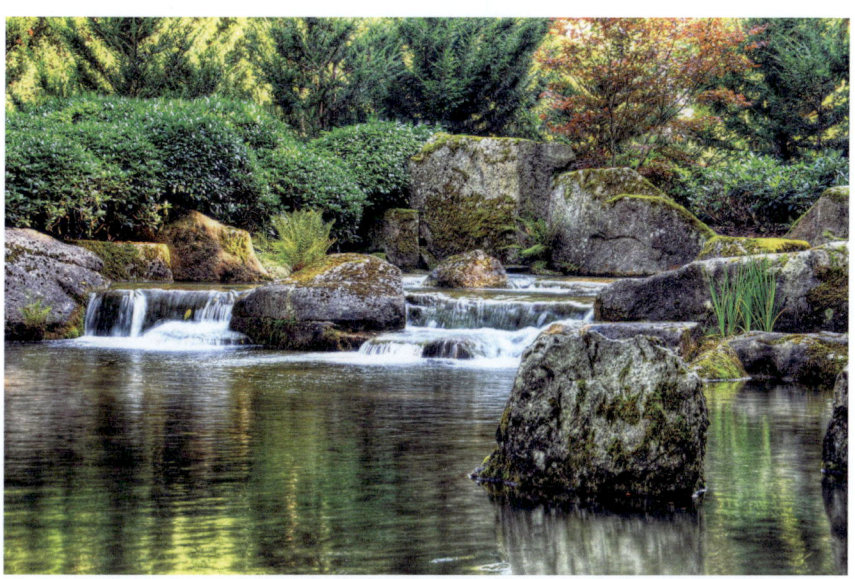

Abb. 55: Im Garten
(http://www.dslr-forum.de/showthread.php?t=1143133; 03.07.2014)

Literatur

Aronson, E.; Pines, A.M. & Kafry, D. (1983a): Ausgebrannt. Vom Überdruss zur Selbstentfaltung. Stuttgart: Klett-Cotta.

Aronson, E.; Pines, A.M. & Kafry, D. (1983b): Ausgebrannt. In: Psychologie heute, 10, 21-26.

Brill, P.L. (1984): The need for an operational definition of burnout. Family and Community Health, 6 (4), 12-14.

Brockhaus, Der Neue (1975): Lexikon und Wörterbuch in fünf Bänden und einem Atlas; Band 5: Sie-Z. Wiesbaden: F. A. Brockhaus.

Buddharakkhita, A. (2004): Metta. Philosophie und Praxis der universellen Liebe. Darmstadt: Schirmer.

Burisch, M. (2006): Das Burnout-Syndrom. Heidelberg: Springer.

Büssing, A. (1992a): Organisationsstruktur, Tätigkeit und Individuum. Bern: Huber.

Büssing, A. (1992b): Ausbrennen und Ausgebranntsein. Theoretische und empirische Beispiele zum Phänomen „Burnout". Psychosozial, 15 (4), 42-50.

Cherniss, C. (1980a): Professional Burnout in Human Service Organizations. New York: Praeger.

Cherniss, C. (1980b): Staff Burnout. Job Stress in the Human Service. Beverly Hills: Sage.

Cherniss, C. (1980c): „Job burnout": Growing worry for workers, bosses. U.S. News & World Report, 88, 71-72.

Cherniss, C. (1995): Beyond Burnout. Helping Teachers, Nurses, Therapists and Lawyers Recover from Stress and Disillusionment. New York: Routledge. Dt.: Jenseits von Burnout und Praxisschock. Weinheim, Basel: Beltz (1999).

Cherniss, C. (1999): Jenseits von Burnout und Praxisschock. Weinheim, Basel: Beltz.

Cziharz, C. (2007): Wenn die Basis ins Wanken gerät. In: Die Presse (31.10.2007): balance – Magazin für Körper Geist und Seele. Wien: „Die Presse" Magazin GmbH&Co.KG, 4-9.

Deshimaru-Roshi, T. (1978): Za-Zen. Die Praxis des Zen. Heidelberg/Leimen: W. Kristkeitz.

Egger, R.; Zwick, H.; Shi Yong Chuan; Knoll, S. (2006): Mehr Energie durch Shaolin-Qi Gong. Die Übungen der Mönche für Stressabbau und Leistungssteigerung. Wien/New York: Springer 2006.

Edelwich, J. & Brodsky, A. (1980): Burn-Out. Stages of Disillusionment in the Helping Professions. New York: Human Science Press. (Dt.: Ausgebrannt – Das Burn-Out-Syndrom in den Sozialberufen. Salzburg: AVM-Verlag, 1984.)

Edelwich, J. & Brodsky, A. (1984): Ausgebrannt. Das Burnout Syndrom in den Sozialberufen. Salzburg: AVM Verlag.

Enzmann, D. & Kleiber D. (1989): Helfer-Leiden. Stress und Burnout in psychosozialen Berufen. Heidelberg: Asanger.

Forney, D.S.; Wallace-Schutzman, F. & Wiggers, T.T. (1982): Burnout among career development professionals: Preliminary findings and implications. Personnel and Guidance Journal, 60, 435-439.

Frantzis, B.K. (2002): Die Energie-Tore des Körpers öffnen. Der Weg zur Meisterschaft. Eine praktische Einweihung in das daoistische Qi Gong. Reinbek bei Hamburg/Aitrang: Windpferd.

Freudenberger, H.J.; Richelson, G. (1980a): Burn-Out. The High Cost of High Achievement. Garden City, N.Y.: Anchor Press.

Freudenberger, H.J.; Richelson, G. (1980b): Ausgebrannt: Die Krise der Erfolgreichen – Gefahren erkennen und vermeiden. München: Kindler.

Freudenberger, H.J.; Richelson, G. (1983): Mit dem Erfolg leben. München: Heyne.

Gendlin, E.T. (1981): Focusing. Technik der Selbsthilfe bei der Lösung persönlicher Probleme. Salzburg: Otto Müller.

Goiser, R. (2007): Diagnose: Ausgebrannt. In: Gesund + Leben in Niederösterreich. Das Gesundheitsmagazin des Landes Niederösterreich, 01/07. Herausgeber: NÖ Landes-kliniken-Holding, St. Pölten; Hinterbrühl: ÄrzteVerlag GmbH, 18-23.

Golzio K.-H. (1997): Wer den Bogen beherrscht. Der Buddhismus. München: DTV.

Gusy, B. (1995): Stressoren in der Arbeit, soziale Unterstützung und Burnout (Prävention und psychosoziale Gesundheitsforschung (Reihe Forschungsberichte, Bd. 1)). München: Profil Verlag.

Han, B.-C. (2006): Philosophie des Zen-Buddhismus. Stuttgart: Reclam.

Hempen, C.-H. (2006): dtv-Atlas Akupuktur. München: Deutscher Taschenbuch Verlag.

Hempen, C.-H. & Engelhardt U. (2006): Chinesische Diätetik. Grundlagen und praktische Anwendung. München, Jena: Urban & Fischer.

Hölzl, B. (2003): Was ist Gesundheit? – Einige ideologie-kritische Überlegungen zur alltags-sprachlichen Verwendung eines scheinbar harmlosen Begriffs im Spannungsfeld zwischen Ethik und Metaphysik. In: Hans Urach (Hrsg., 2005): Gemeinsam denken – Anregungen zum interdisziplinären Reflektieren. ARGE PuP NÖ 1/2005. Wien: WUV Universitätsverlag, 211-229.

Hölzl, B.; Mühlöcker, F.; Urach, H. (1998): Fragen der Philosophie. Diskurse über: Mensch – Sein – Handeln – Erkennen. Wien: ÖBV.

Hölzl, B.; Mühlöcker, F.; Urach, H. (1998): Fragen der Philosophie. Texte zu: Geschichte – Gesellschaft – Natur – Religion – Schönheit – Sprache. Wien: ÖBV.

Jones, J.W. (1982a): Diagnosing and treating staff burnout among health professionals. In: J.W. Jones (Ed.): The Burnout Syndrome. Park Ridge, III.: London House Press.

Jones, J.W. (Ed., 1982b): The Burnout Syndrome. Park Ridge, III.: London House Press.

Kahn, R.L. (1978): Job burnout. Prevention and remedies. Public Welfare, 36, 61-63.

Keown, D. (2001): Der Buddhismus. Eine kurze Einführung. Stuttgart: Reclam.

Kleiber, D. & Enzmann, D. (1986): Helfer-Leiden, Überlegungen zu Burnout in helfenden Berufen. In: Feuser, G. & Jantzen, W. (Hrsg.): Jahrbuch für Psychopathologie und Psychotherapie, 6, Köln: Pahl-Rugenstein, 49-78.

Koch, A.; Kühn, St. (2005): Ausgepowert? Hilfe bei Burnout und Stress. Offenbach: GABAL.

KURIER (24.04.2007, S. 1): Überlastet – 70 Prozent der Ärzte fühlen sich ausgebrannt.

Kypta, G. (2006): Burnout erkennen, überwinden, vermeiden. Heidelberg: Carl Auer.

Lakoff, G.; Johnson, M. (1980): Metaphors we live by. Chicago.

Laotse (o. J.): Tao te king. Das Buch vom Sinn und Leben. Aus dem Chinesischen von Richard Wilhelm. München: C. H. Beck dtv, 2005.

Löffler, St. (2006): Verlorene Seelen. In: STANDARD, DER (01.07.2006): *ALBUM*, A1-A2.

Maciocia, G. (1997a): Die Grundlagen der Chinesischen Medizin. Ein Lehrbuch für Akupunkteure und Arzneimitteltherapeuten. Kötzingen/Bayer. Wald: Verlag für Ganzheitliche Medizin Wühr.

Maciocia, G. (1997b): Die Praxis der Chinesischen Medizin. Die Behandlung von Erkrankungen mit Akupunktur und chinesischer Arzneimitteltherapie. Kötzingen/Bayer. Wald: Verlag für Ganzheitliche Medizin Wühr.

Maslach, C. (1978): Job burnout. How people cope. Public Welfare, 36, 56-58.

Maslach, C. (1982a): Burnout – The Cost of Caring. Englewood Cliffs. New Jersey: Prentice Hall.

Maslach, C. (1982b): Understanding burnout. Definitional issues in analyzing a complex phenomenon. In: Paine, W.S. (Ed.): Job stress and Burnout; Beverly Hills: Sage. S. 29-40.

Maslach, C.; Jackson, S.E. (1981a): The measurement of experienced burnout. Journal of Occupational Behavior, 2, 99-113.

Maslach, C.; Jackson, S.E. (1981b): Maslach Burnout Inventory ("Human Services Survey"). Manual. Consulting Psychologists Press, 577 College Avenue, Palo Alto, CA 94306.

Maslach, C.; Jackson, S.E. (1984): Patterns of Burnout among a National Sample of Public Contact Workers. Journal of Health and Human Resources Administration, 7 (2), 189-212.

Maslach, C.; Jackson, S.E. (1986): MBI: Maslach Burnout Inventory. Manual Research Edition. Palo Alto: Consulting Psychologists Press.

Maslach, C. & Leitner, M.P. (1997): The Truth about Burnout. San Francisco: Jossey-Bass. (Dt.: Die Wahrheit über Burnout – Stress am Arbeitsplatz und was Sie dagegen tun können. Wien: Springer 2001.)

Maslach, C. & Leitner, M.P. (2001): Die Wahrheit über Burnout – Stress am Arbeitsplatz und was Sie dagegen tun können. Wien: Springer.

Mayer, M. (o. J.): http://dogen-zen.de, Zazen (September 2007).

Mederake, A. (o. J.): http://hilfe-bei-burnout.de (August 2007); erreichbar unter info@hilfe-bei-burnout.de (August 2007).

NÖ Landeskliniken-Holding (Hrsg., 2007): Gesund + Leben in Niederösterreich. Das Gesundheitsmagazin des Landes Niederösterreich, 01/07. St. Pölten; Hinterbrühl: ÄrzteVerlag GmbH.

Österreichische Buddhistische Religionsgesellschaft, ÖBR: www.buddhismus-austria.at (Februar 2007).

Paine, W.S. (Ed., 1982a): Job Stress and Burnout. Beverly Hills: Sage.

Paine, W.S. (1982b): The burnout syndrome in context. In: J.W. Jones (Ed.), The Burnout Syndrome. Park Ridge, III.: London House Press.

Pines, A.M., Aronson, E. & Kafry, D. (1993): Ausgebrannt. Vom Überdruss zur Selbstentfaltung. Stuttgart: Klett-Cotta.

Pines, A. (1988): Keeping the Spark Alive – Preventing Burnout in Love and Marriage. New York: St. Martin´s Press. (Dt.: Auf Dauer – Überlebensstrategien der Liebe. Hamburg: Kabel, 1989.)

Pines, A.; Aronson, E. (1988): Career Burnout. New York: The Free Press.

Pines, A. (1989): Auf Dauer – Überlebensstrategien der Liebe. Hamburg: Kabel.

Popper, K.R. (1984): Logik der Forschung. Tübingen: Mohr.

Pramann, U.; Schäufle, B.; Bierbaumer, E. (2004): Schlank und fit mit Nordic Walking. München: Südwest.

Pramann, U. & Schäufle, B. (2006): Nordic Walking für Späteinsteiger. Der leichte Einstieg für jedes Alter – das komplette Trainingsprogramm. München: Südwest.

Reichenbach, H. (1983): Erfahrung und Prognose (Gesammelte Werke, Bd. 4). A. Kamlah; M. Reichenbach (Hrsg.). Braunschweig: Vieweg (erstmals erschienen 1938 unter dem Titel: Experience and Prediction).

Reichle, V. (2003): Die Grundgedanken des Buddhismus. Frankfurt am Main: Fischer.

Resperger, F. (2007): Umfrage: 70 Prozent von Burn-out bedroht – Stress macht die Hausärzte krank. In: KURIER, 24.04.2007, S. 9.

Rogers, C.R. (1987): Die klientenzentrierte Gesprächspsychotherapie, Client-Centered Therapy. Frankfurt am Main: Fischer.

Röhrig, S. & Reiners-Kröncke, W. (2003): Burnout in der Sozialen Arbeit. Augsburg: ZIEL.

Rook, M. (1998): Theorie und Empirie in der Burnoutforschung – Eine wissenschaftstheoretische und inhaltliche Standortbestimmung. Hamburg: Kovač.

Rösing, I. (2003): Ist die Burnout-Forschung ausgebrannt? Heidelberg: Asanger.

Schaufeli, W.B. & Enzmann, D. (1998): The burnout companion to study & practice. London: Taylor & Francis.

Schneider, K. (2005): Kraftsuppen nach der Chinesischen Heilkunde. Sulzberg: Joy Verlag.

Schröder, J.-P. (2006): Wege aus dem Burnout. Möglichkeiten der nachhaltigen Veränderung. Berlin: Cornelsen.

Schwanfelder, W. (2006): Buddha und der Manager. Eine Begegnung mit fernöstlicher Weisheit. Frankfurt/New York: Campus.

Selby, J. (2005): Arbeiten ohne auszubrennen. Spirituelle Techniken für den Berufsalltag. München: dtv.

SHAOLIN Österreich (2006): Der Songshan Shaolin Tempel/VR China – Der Shaolin Tempel Deutschland und Shaolin Europa – Buddhismus und Chan-/Zen-Buddhismus. Skriptum zur Ausbildung von diplomierten Shaolin-Qi-Gong-Lehrer/-innen durch SHAOLIN Österreich: Wien.

SHAOLIN Österreich (2007): www.shaolinoesterreich.at (09.02.2007).

Shaolin Tempel Kultur Zentrum Österreich (2014): http://shaolinkultur.at (03.07.2014).

Stalzer, K. & Szalai, Ch. (2007): Was den Einen nährt, macht den Anderen krank. Eine individuelle Ernährung, die glücklich und zufrieden macht: Fünf Elemente für den Stoffwechseltyp. Reinbek bei Hamburg: Windpferd.

STANDARD, DER (01.07.2006): *ALBUM*. Dossier Burnout.

Suzuki, Sh. (1999): Zen-Geist, Anfänger-Geist. Unterweisungen in Zen-Meditation. Berlin: Theseus.

Tausch, R.; Tausch A.-M. (1990): Gesprächspsychotherapie. Hilfreiche Gruppen- und Einzelgespräche in Psychotherapie und alltäglichem Leben. Göttingen/Toronto/Zürich: Hogrefe.

Urach, H. (Hrsg., 2005): Gemeinsam denken – Anregungen zum interdisziplinären Reflektieren. ARGE PuP NÖ 1/2005. Wien: WUV Universitätsverlag (beziehbar über hans.urach@gmx.at).

Urach, J. (2006a): Traditionelle westliche Medizin (TWM): Einblick in Anatomie und Physiologie des Menschen. Unveröffentlichtes Skriptum. Hadersdorf am Kamp: Health Care & Human Development (beziehbar über hans.urach@gmx.at).

Urach, J. (2006b): Traditionelle Chinesische Medizin (TCM). Unveröffentlichtes Skriptum. Hadersdorf am Kamp: Health Care & Human Development (beziehbar über hans.urach@gmx.at).

Urach, J. (2006c): Ernährung nach den 5 Elementen (TCM). Unveröffentlichtes Skriptum. Hadersdorf am Kamp: Health Care & Human Development (beziehbar über hans.urach@gmx.at).

Urach, J. (2007): Buddhismus. Unveröffentlichtes Skriptum. Hadersdorf am Kamp: Health Care & Human Development (beziehbar über hans.urach@gmx.at).

Wallner, F.G. (2005): Braucht die Medizin eine philosophische Basis? In: Wissenschaftliche Nachrichten Nr. 128, Juli/August 2005, herausgegeben vom BMfBWK. Wien: BMfBWK.

Wallner, F.G. (2006): Traditionelle Chinesische Medizin – eine alternative Denkweise. Aitrang: Windpferd.

Van de Wetering, J. (2006): Der leere Spiegel. Erfahrungen in einem japanischen Zen-Kloster. Reinbeck bei Hamburg: Rowohlt.

Wagner, P. (1993): Ausgebrannt – zum Burnout-Syndrom in helfenden Berufen. Bielefeld: Boellert.

Weltgesundheitsorganisation (Hrsg.: H Dilling, W. Mombour & M.H. Schmidt, 1991): Internationale Klassifikation psychischer Störungen, ICD-10. Bern: Huber.

Weltgesundheitsorganisation (Hrsg.: H Dilling, W. Mombour & M.H. Schmidt, E. Schulte-Markwort, 2006): Internationale Klassifikation psychischer Störungen, ICD-10 Kapitel V(F) Diagnostische Kriterien für Forschung und Praxis. Bern: Huber.

WHO (World Health Organisation, 2007): www.who.int, Programmes and projects, Classifications, International Classification of Diseases, ICD-10 ONLINE: Current version, XXI, Z70-Z76.

Bildquellenverzeichnis:

Zum Autor

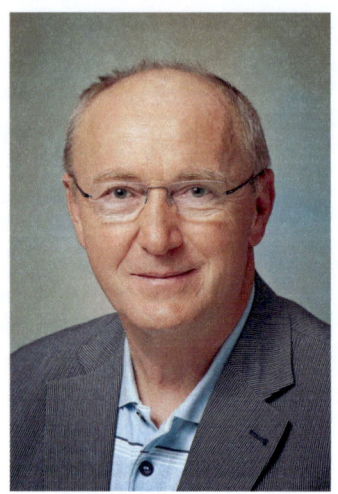

Hans Urach,

Jahrgang 1956, studierte an der Universität Wien „Leibesübungen", „Psychologie, Philosophie, Pädagogik" und „Geographie und Wirtschaftskunde" für das Lehramt an höheren Schulen und absolvierte ein Doktoratsstudium in „Allgemeine Schulpädagogik" (Schwerpunkt mündigkeits-orientierte Unterrichtsgestaltung). Er absolvierte an der Niederösterreichischen Landes-akademie das Psychotherapeutische Propädeutikum, bildete sich in den Bereichen Personzentrierte Gesprächstherapie und Integrative Leib- und Bewegungstherapie fort und erwarb das Diplom für Human Ressource Management der Wirtschaftskammer Österreichs. Seit 2006 ist er von Shaolin Österreich ausgebildeter Shaolin-Qi Gong-Lehrer.

Derzeit lehrt er „Bewegung und Sport", „Psychologie und Philosophie" und „Kommunikation und Präsentation" am Bundesgymnasium Krems Rechte Kremszeile und als Lektor an der Universität Wien Fachdidaktik für Philosophie, Ethik und Psychologie. Von März 2000 bis Februar 2008 leitete er die Arbeitsgemeinschaft der „Psychologie und Philosophie"-Lehrerinnen und -Lehrer Niederösterreichs. Neben seiner Lehrtätigkeit betreibt er eine private Praxis für Gesundheitsvorsorge und persönliche Entwicklung (Health Care & Human Development).

Kontakt:

Health Care & Human Development
Mag. Dr. Hans Urach
Grillparzerstraße 10
A-3493 Hadersdorf am Kamp

eMail: hans.urach@gmx.at
Mobil: 0043 676 635 6312